노년을 건강하고 아름답게

뇌 훈련을 통한 기억력
향상과 치매 예방을 위한

색칠하기

상상이상 엮음

사라지는 기억을 잡고 사라진 기억 되찾는 프로젝트

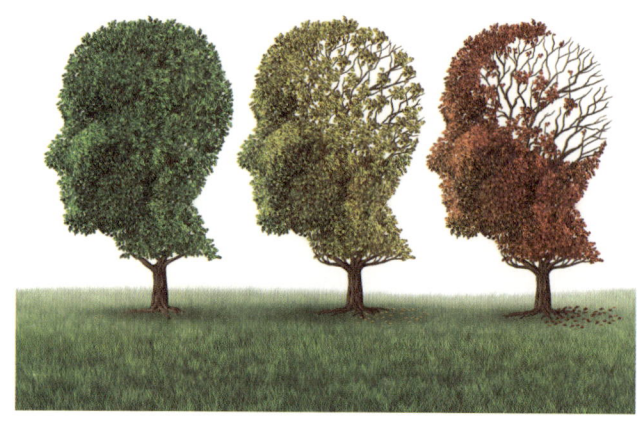

치매는 정상적인 사람이 여러 원인에 의해 뇌의 인지 기능이 점차 떨어져 가는 것을 말한다. 과거와 현재의 모든 기억을 잃어버리고 자신이 누구인지 알지 못하는 가장 끔찍한, 자신의 삶을 완전히 파괴하는 병이다.

치매는 40대부터 노년에 이를 때까지 단계별로 진행된다. 나쁜 단백질이라 일컫는 베타아밀로이드가 많이 쌓이면서 생기는데, 문제는 증상 없이 자신도 모르게 진행된다는 데 있다. 사람마다 조금씩 차이는 있으나 증상이 나타나지 않는 초기 단계는 15~20년에 걸쳐 서서히 진행되고 치매가 아닐까 하고 인지하게 되는 시기는 5년 정도이며, 그 이후가 지나면서 완전한 치매 단계로 넘어간다.

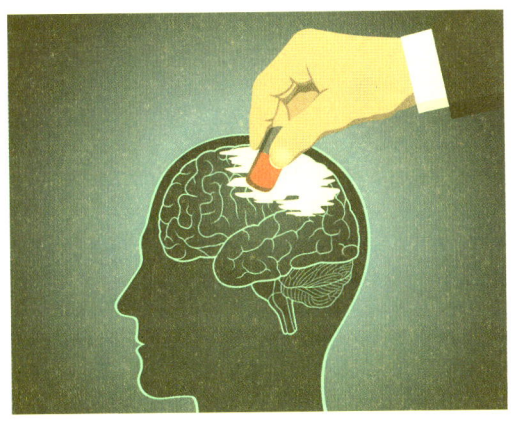

치매의 대표적인 초기 증상은 기억력 감퇴이다. 최근에 있었던 일을 잘 기억하지 못하고 금방 대화했던 내용을 잊어버리고 길을 가다가 쉽게 길을 잃어버리고 사람의 이름도 잘 기억하지 못한다. 그리고 판단력이 떨어져 어떤 일을 계획하거나 수행해 나가질 못한다.

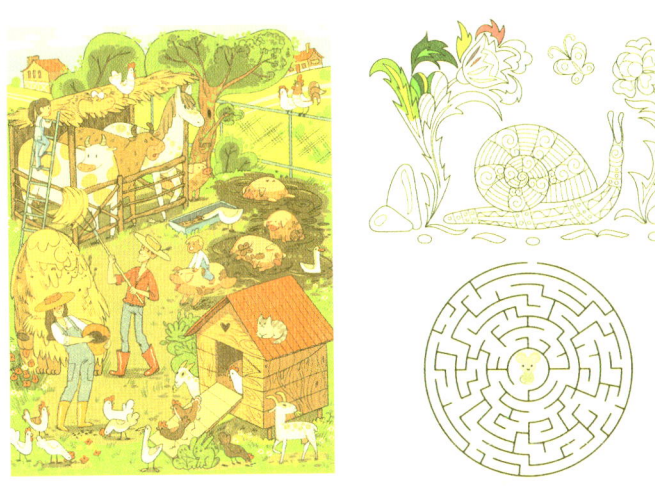

숨은그림찾기, 미로 찾기, 틀린그림찾기, 색칠하기(그림그리기) 등은 집중력을 높여 치매를 예방하고 아울러 기억 훈련에 도움을 준다. 퀴코가 말하기를 하루에 한 가지 퀴즈만 풀어도 치매 예방에 아주 탁월한 효과가 있다고 한다. 치매를 예방할 수 있는 여러 가지 방법을 통해 뇌를 단련시키면 치매를 예방할 수 있다.

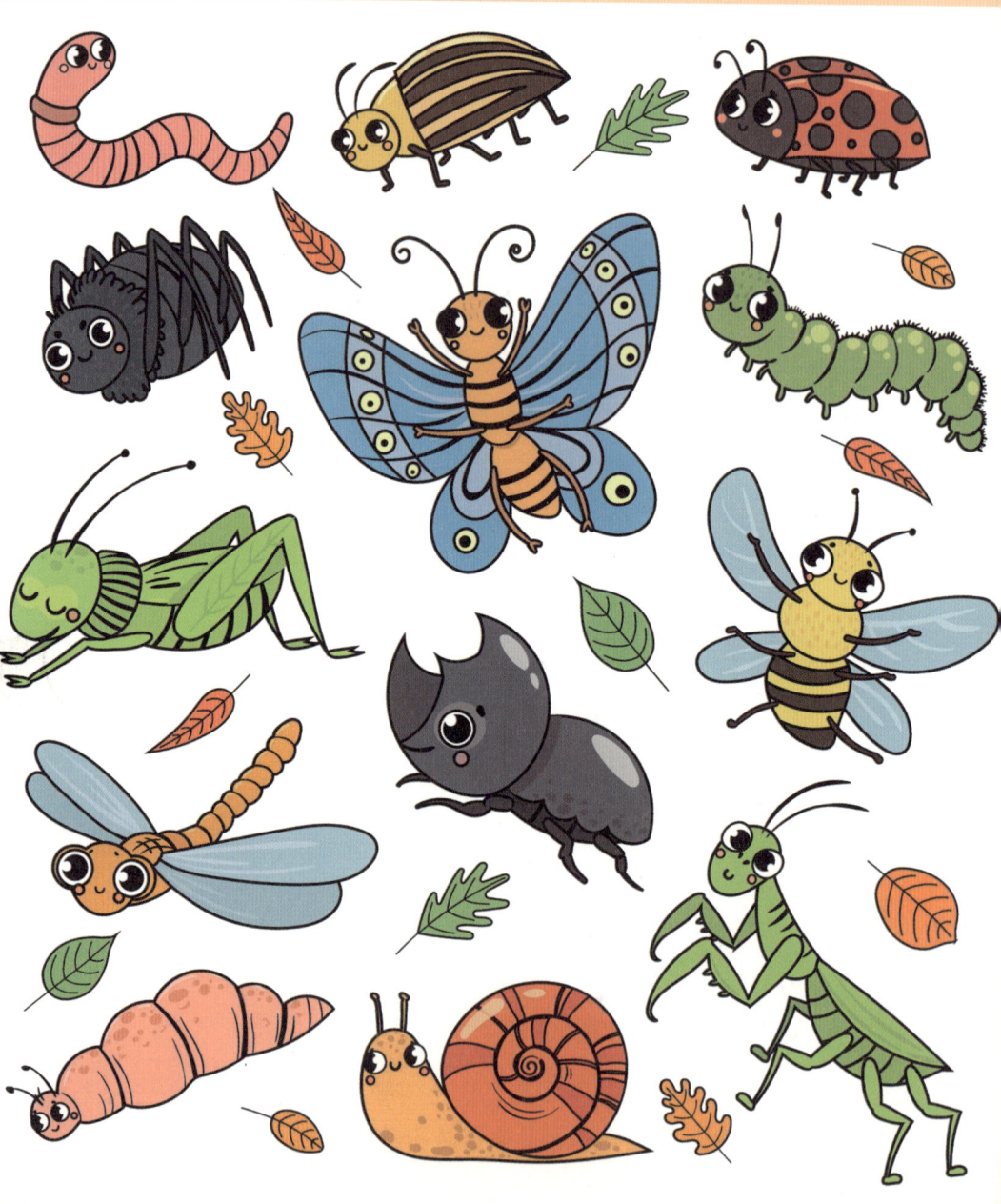

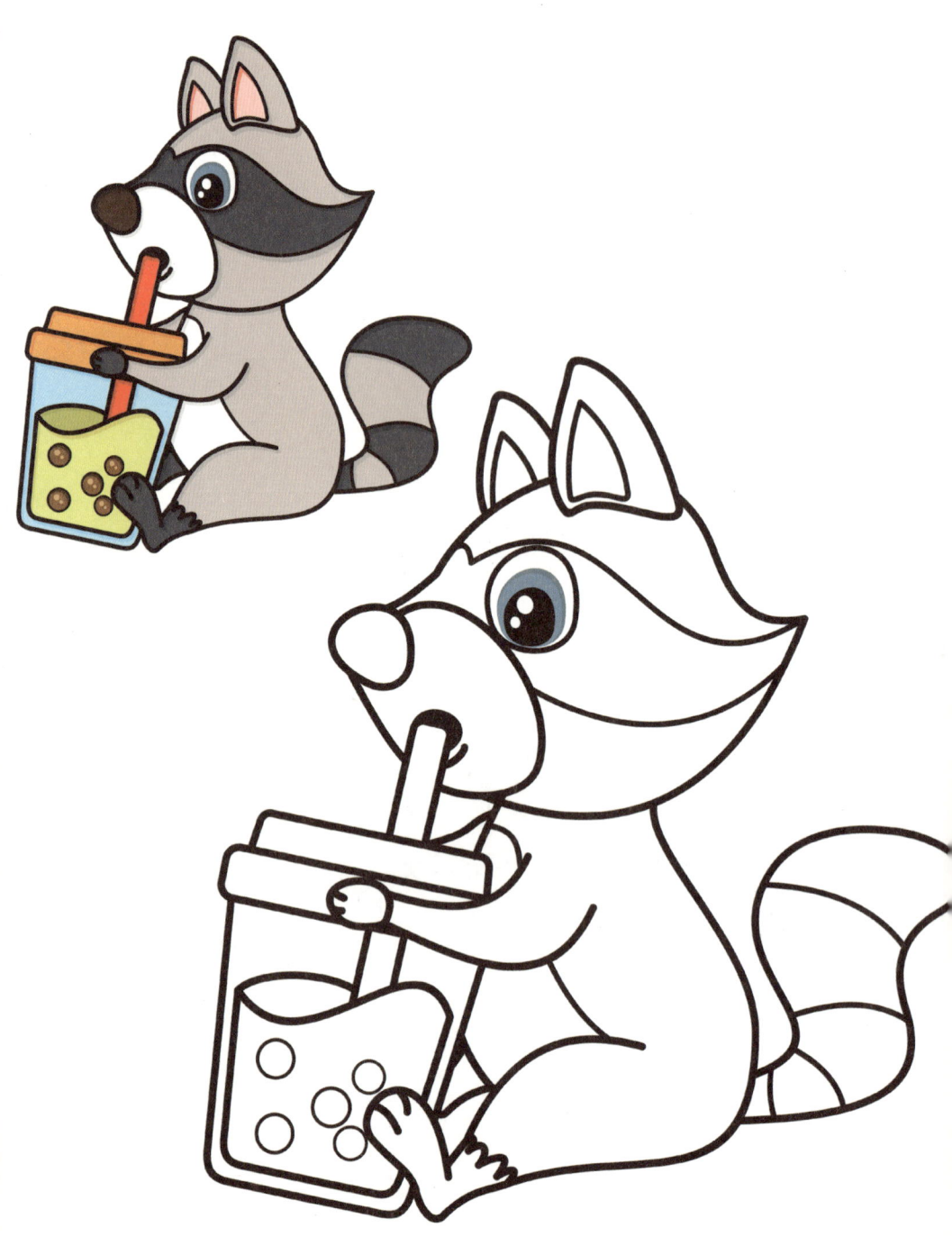

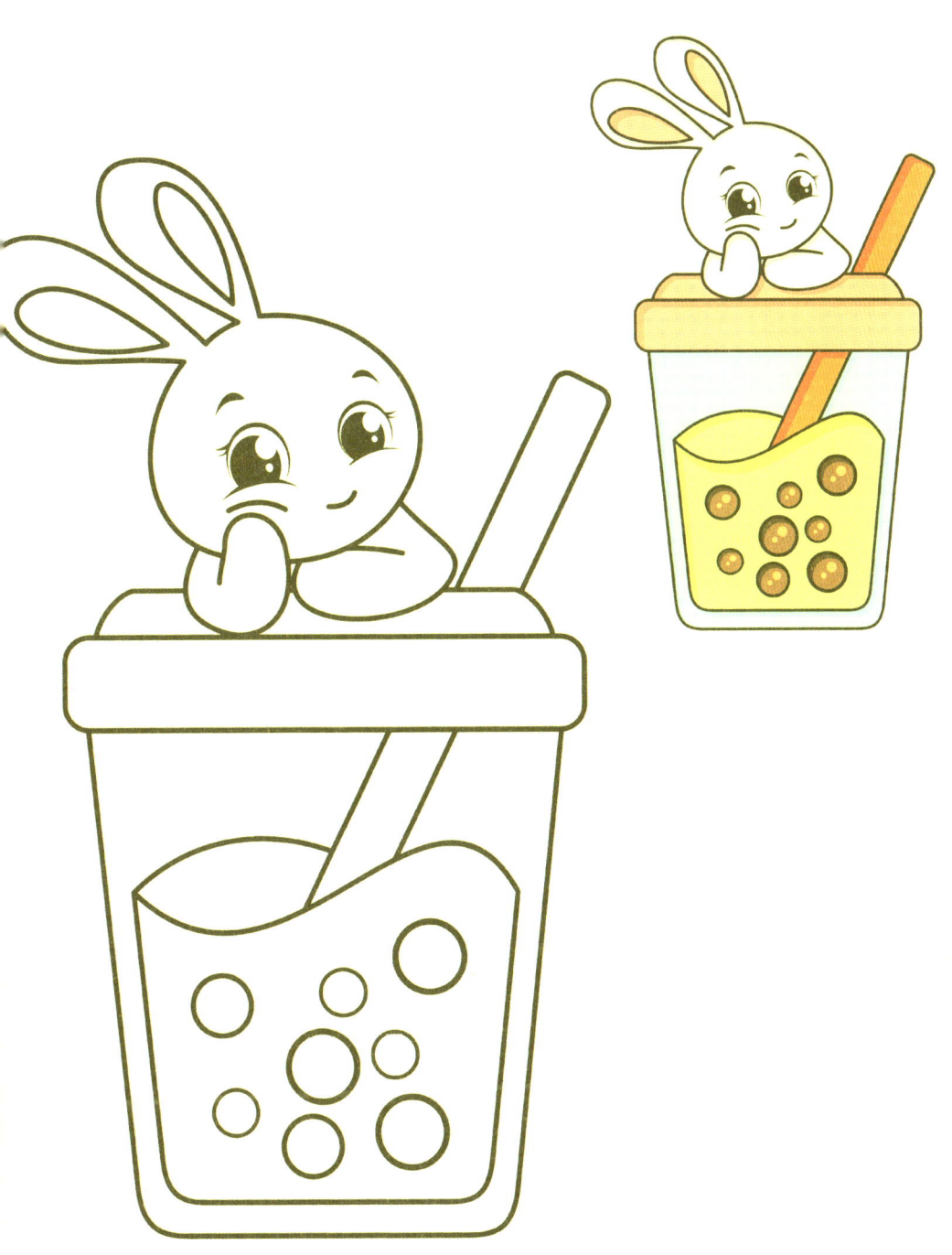

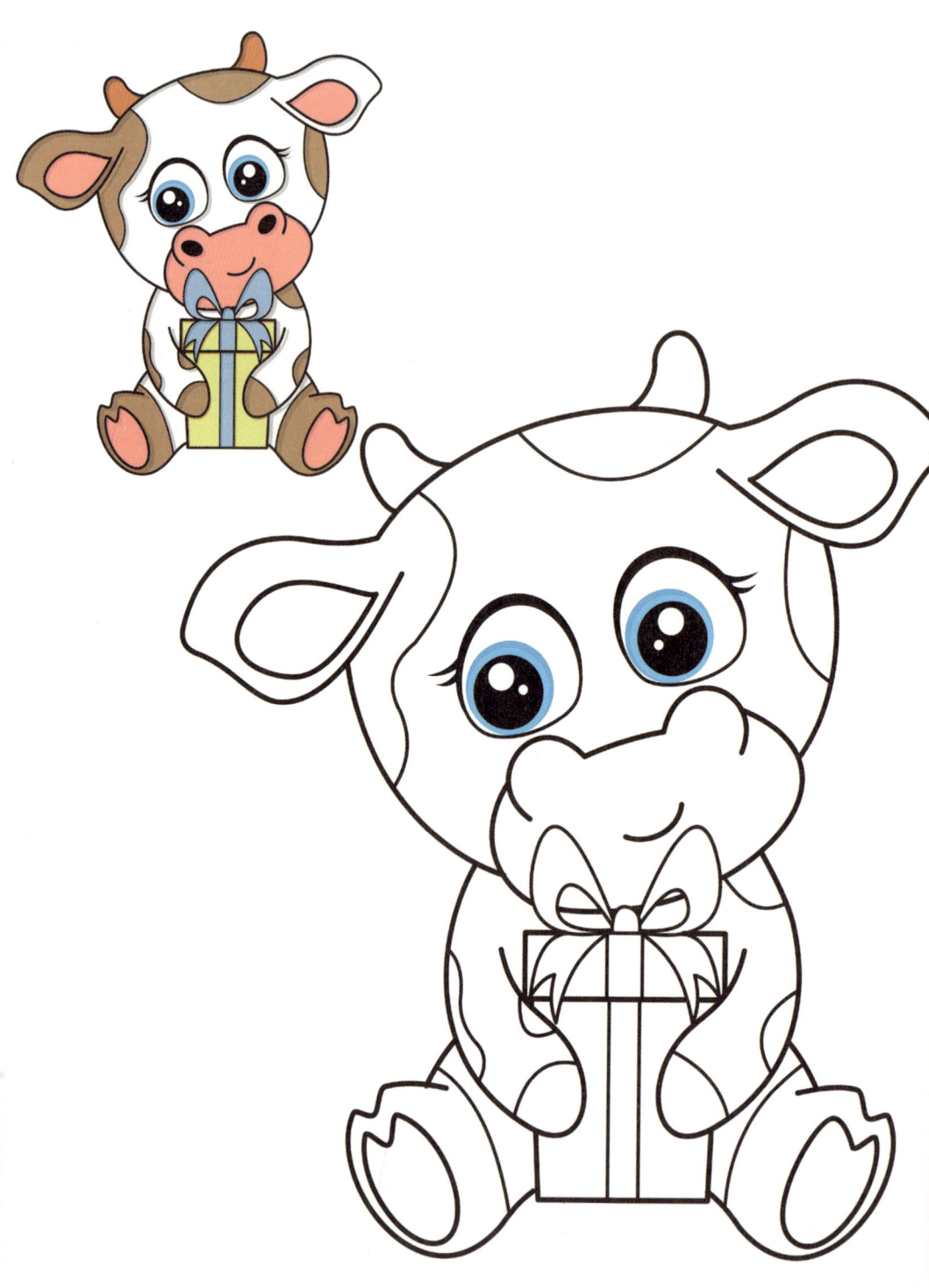

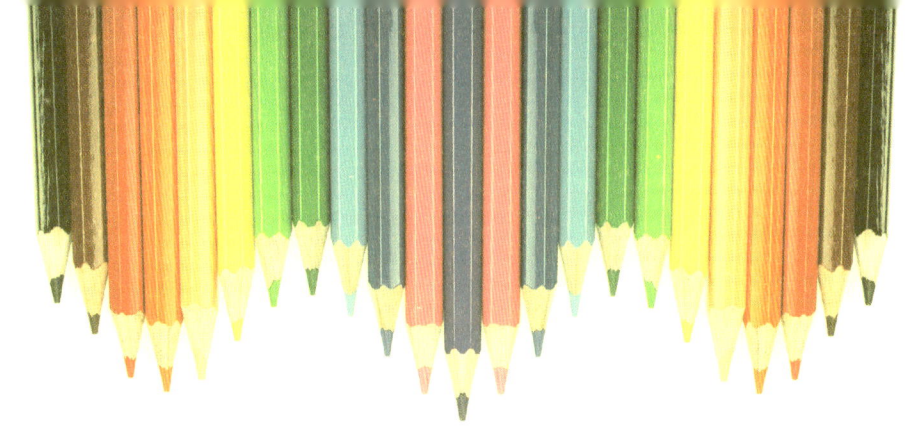

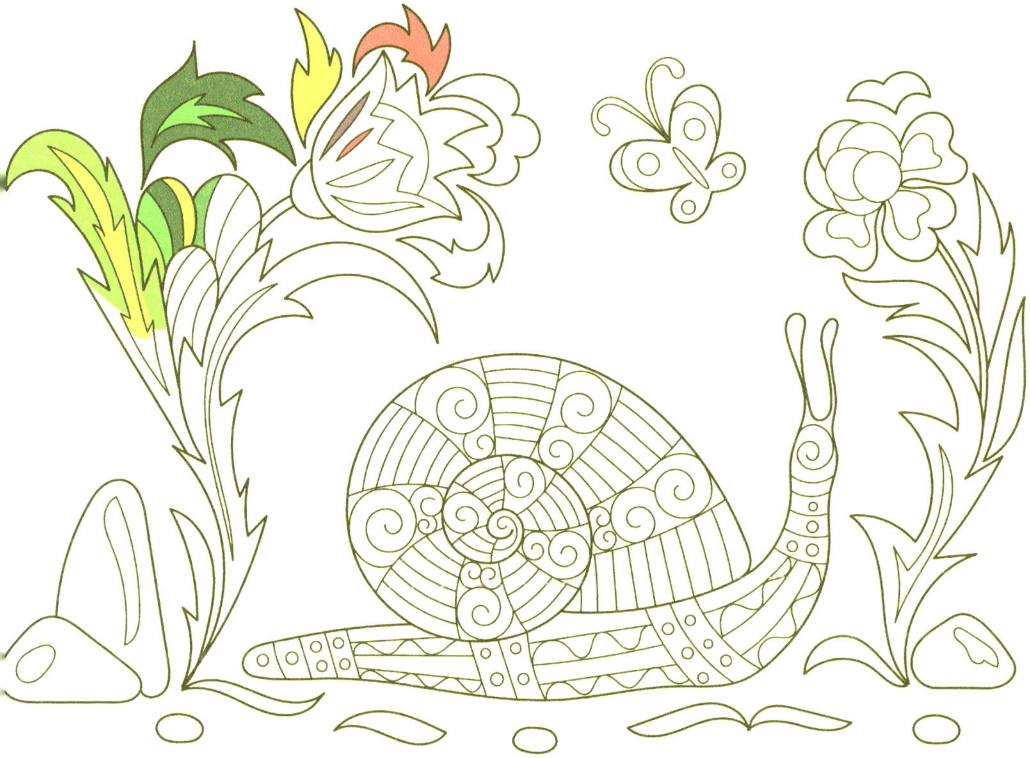

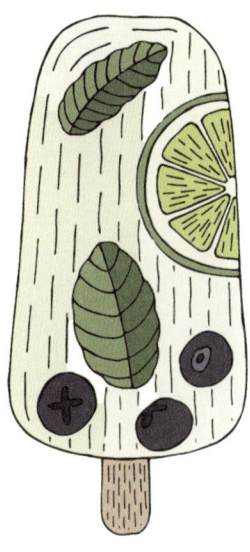
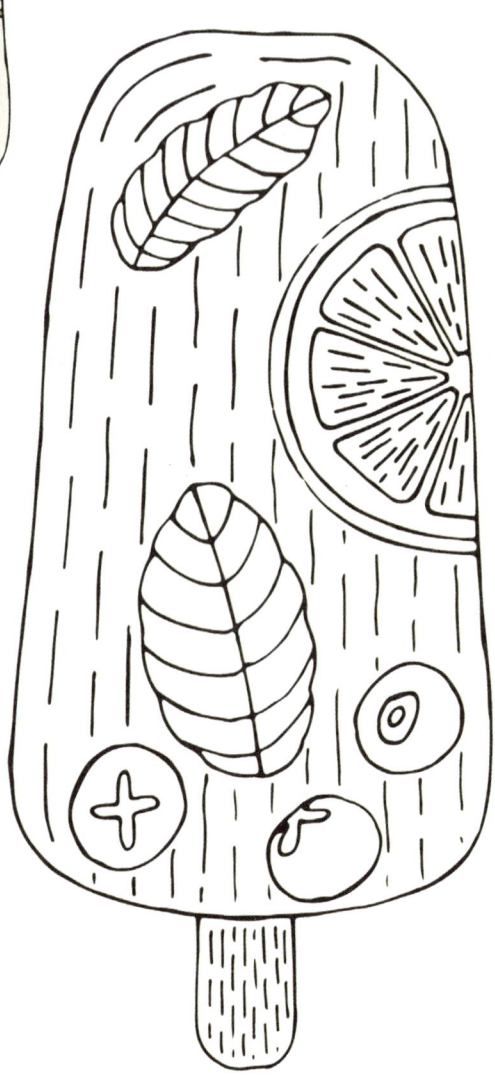

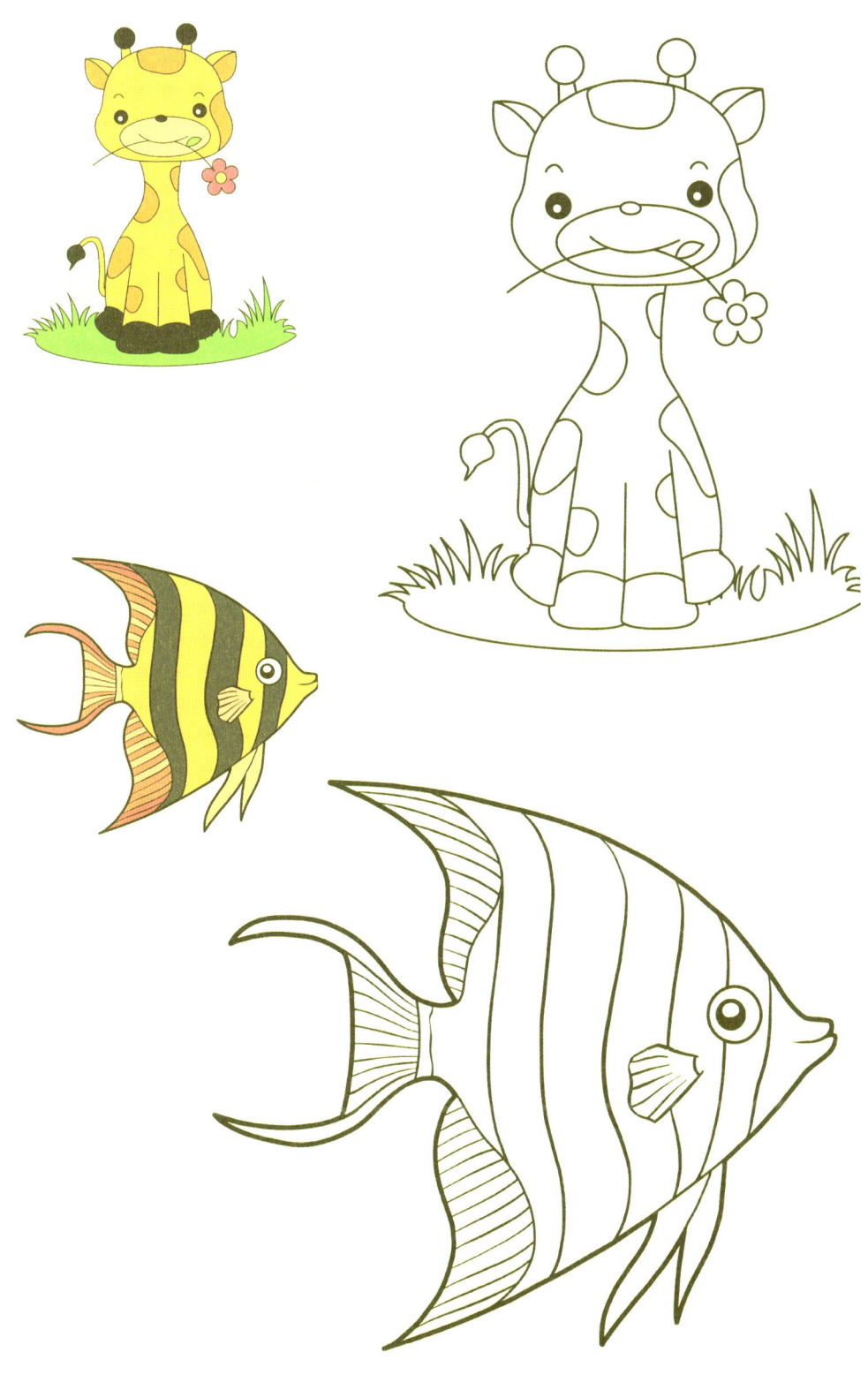

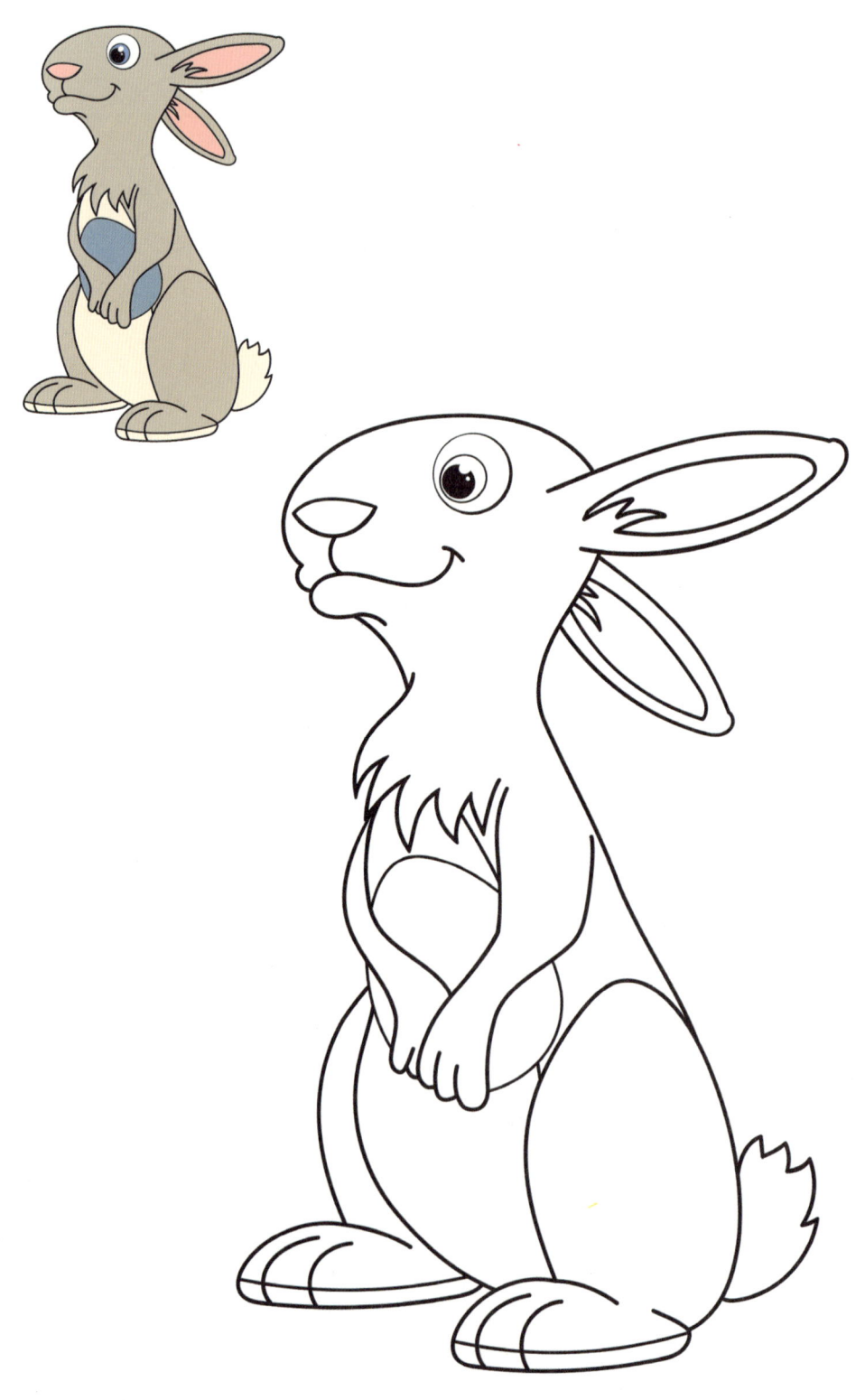

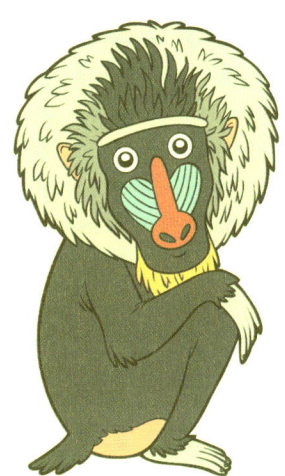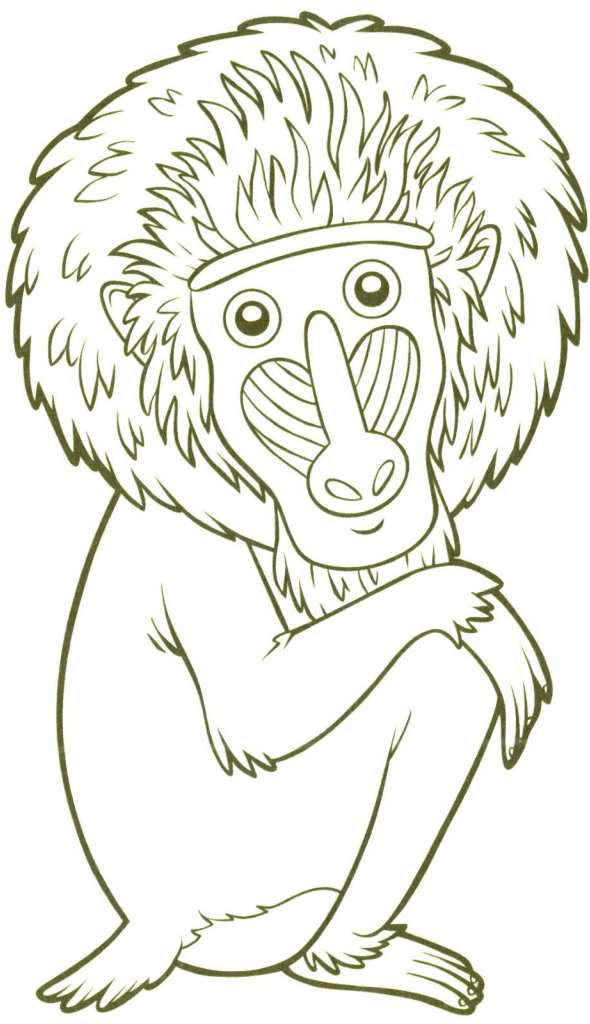

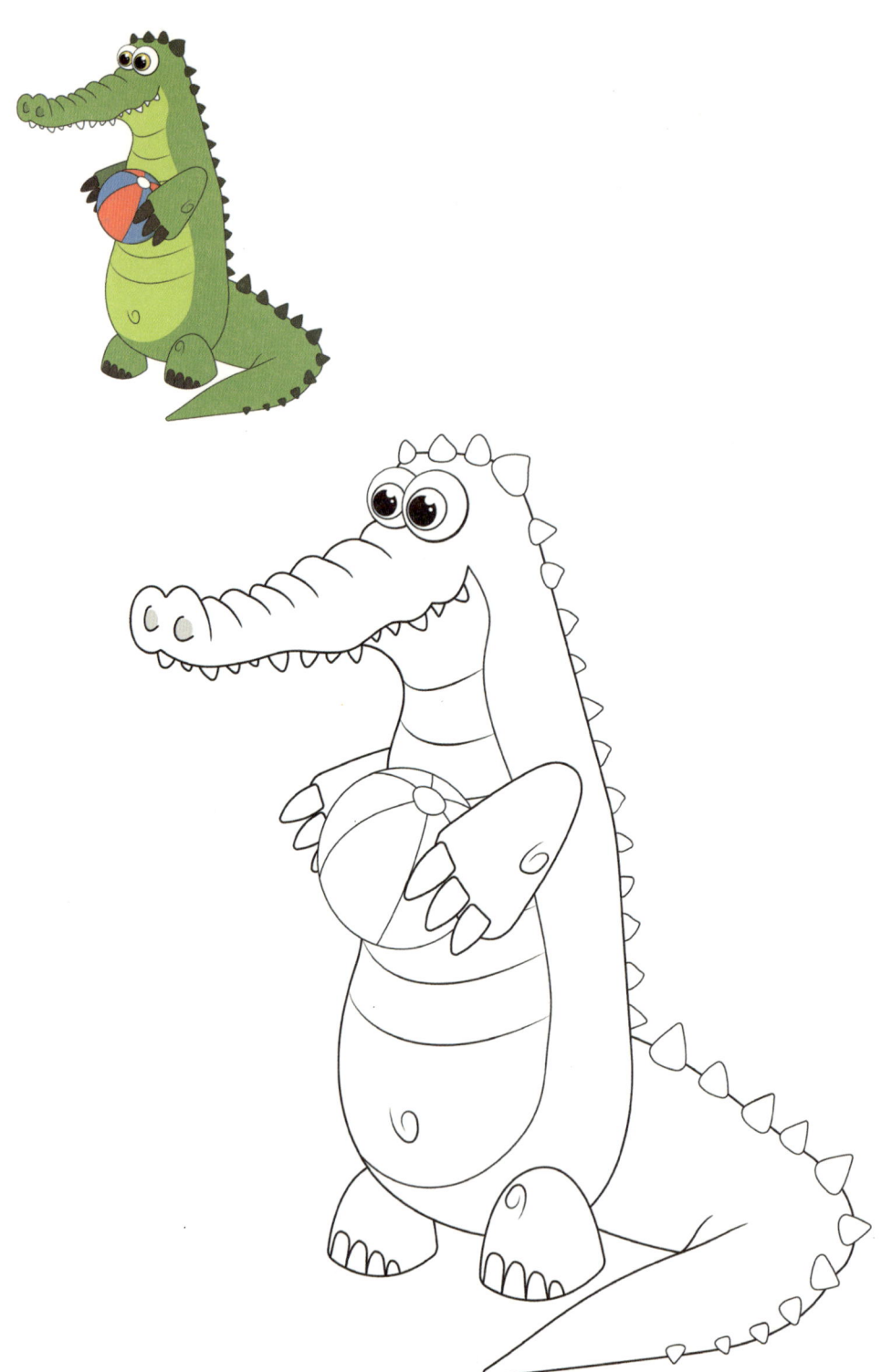

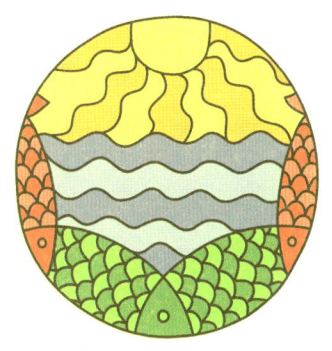
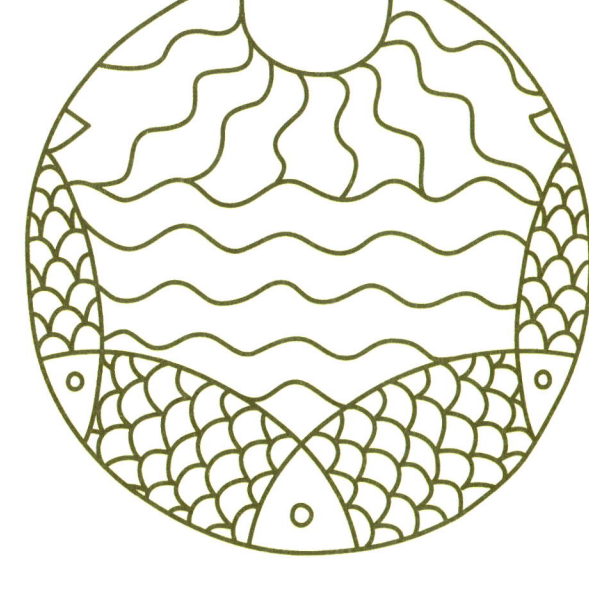
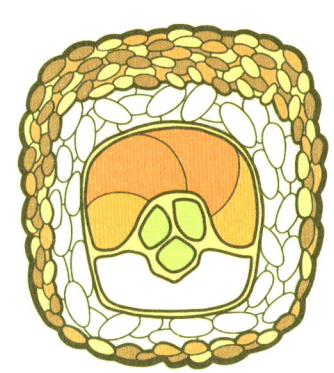
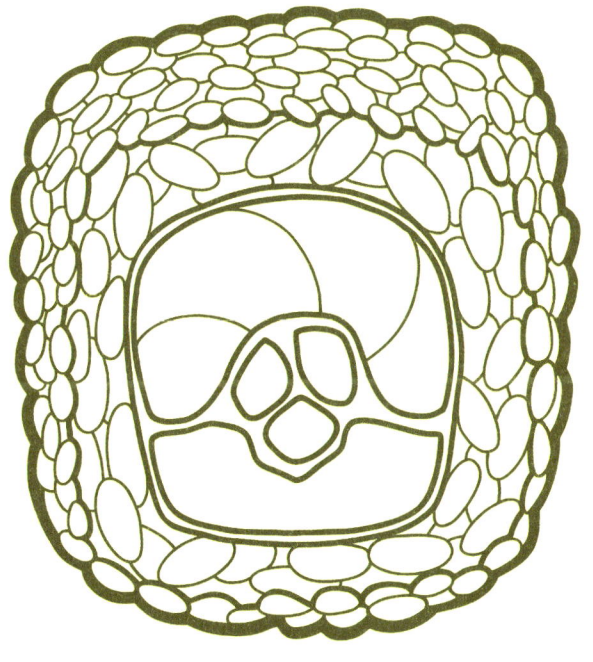

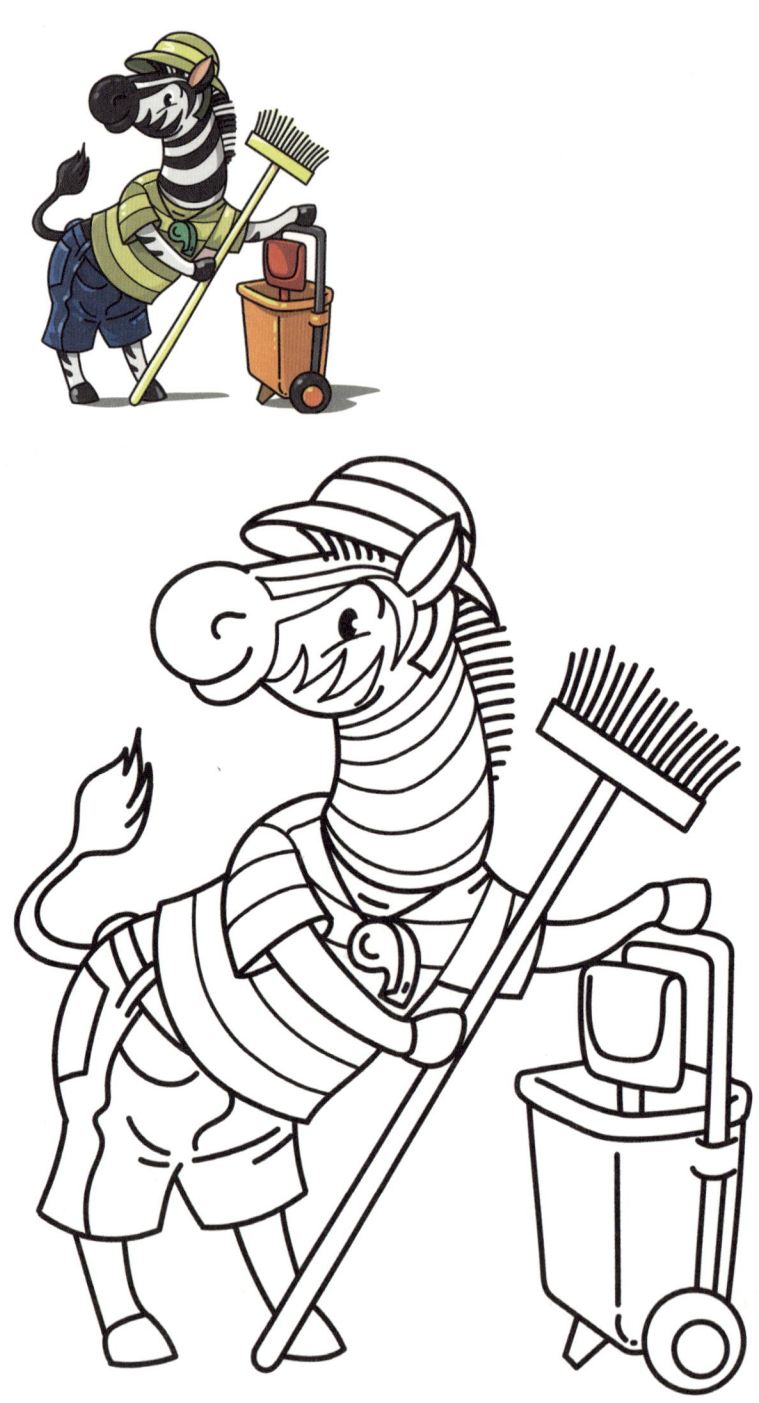

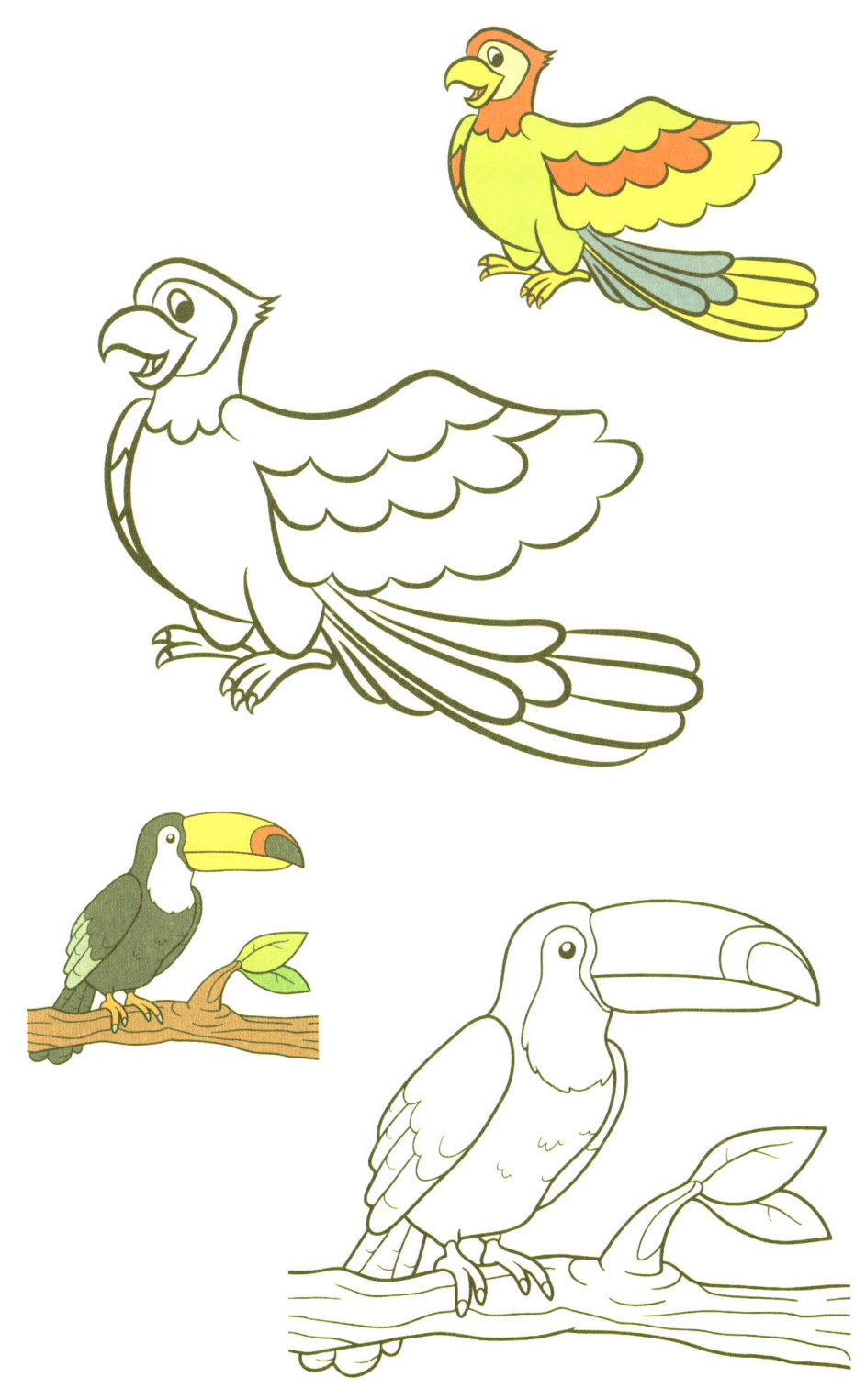

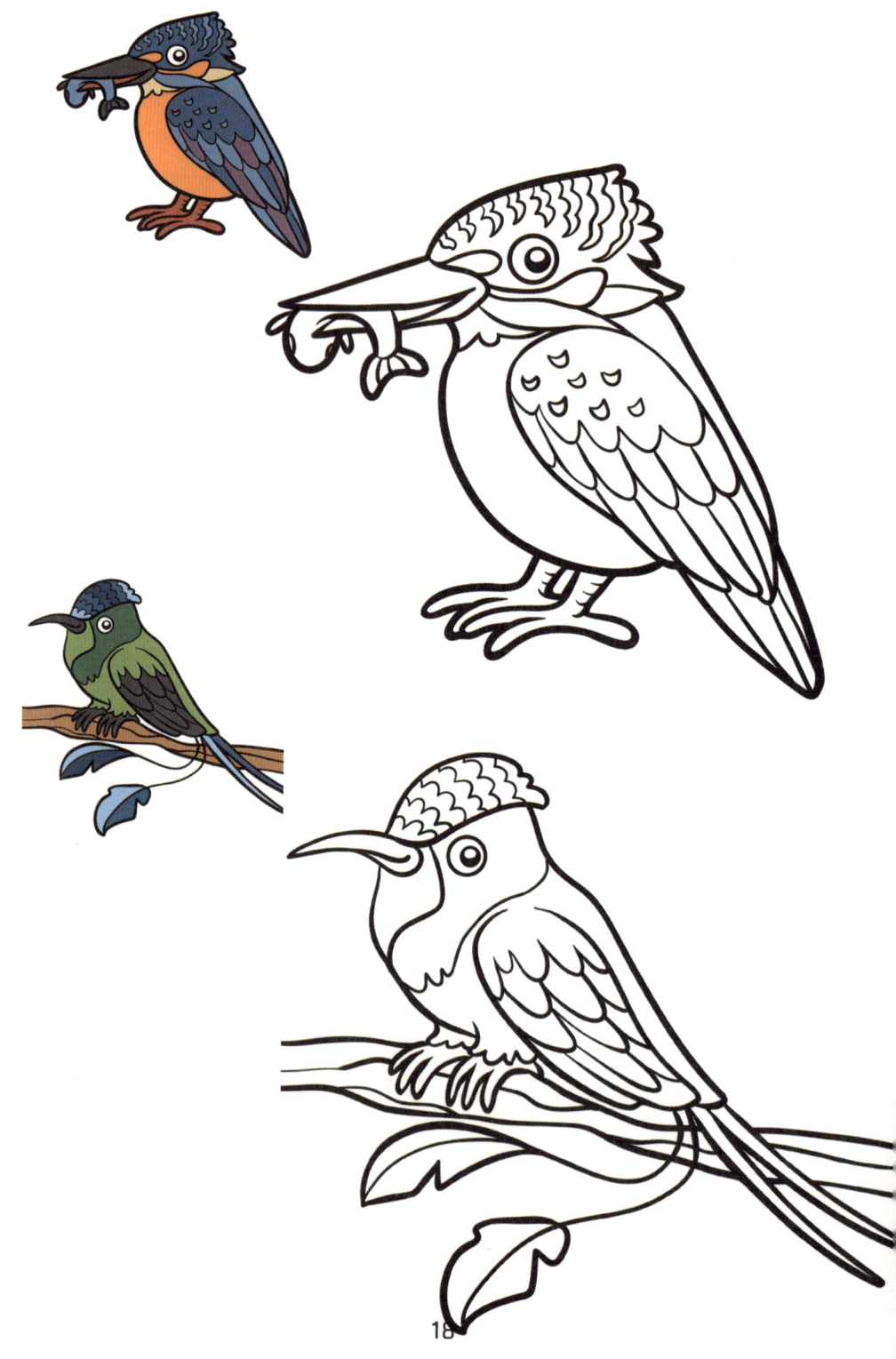

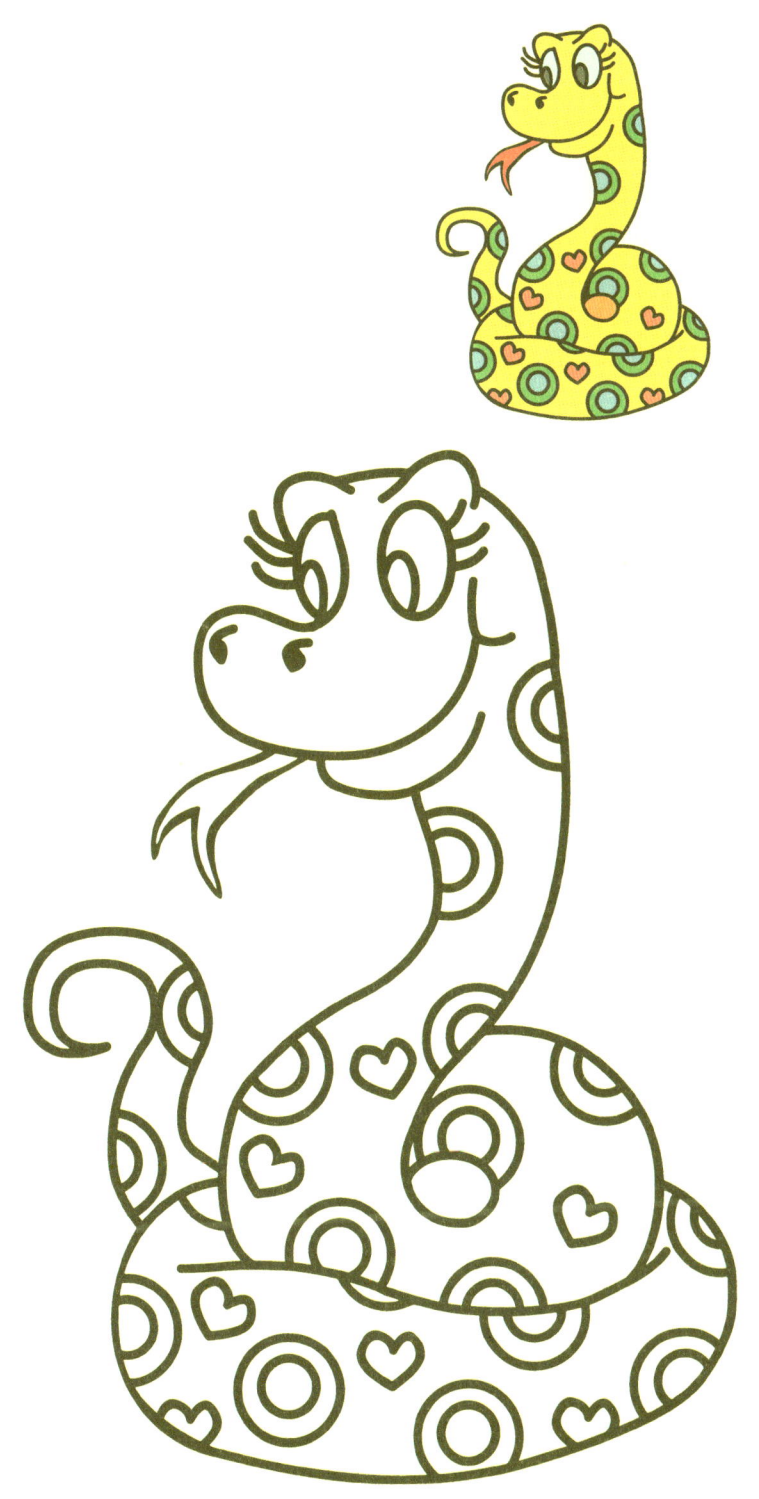

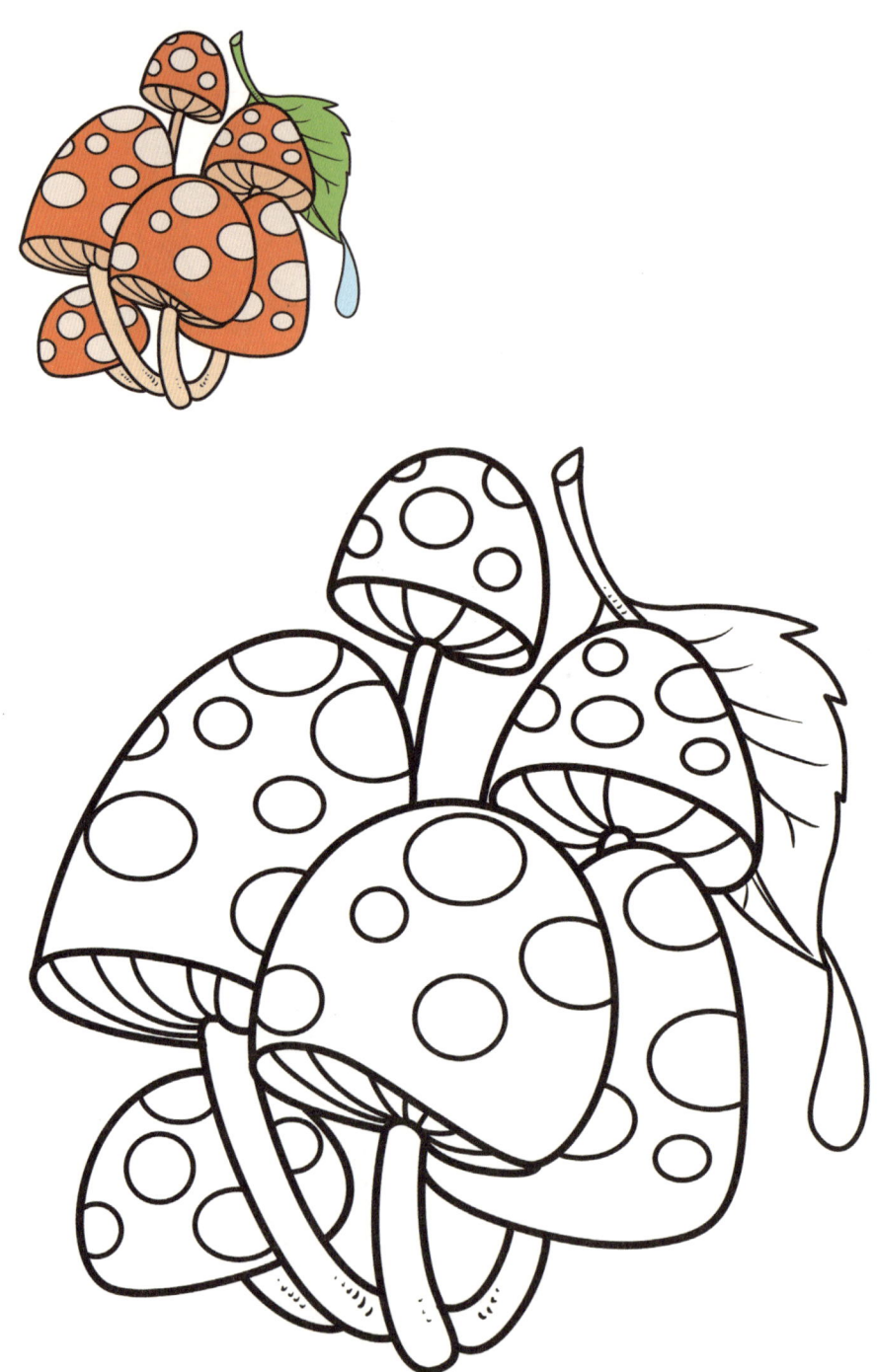

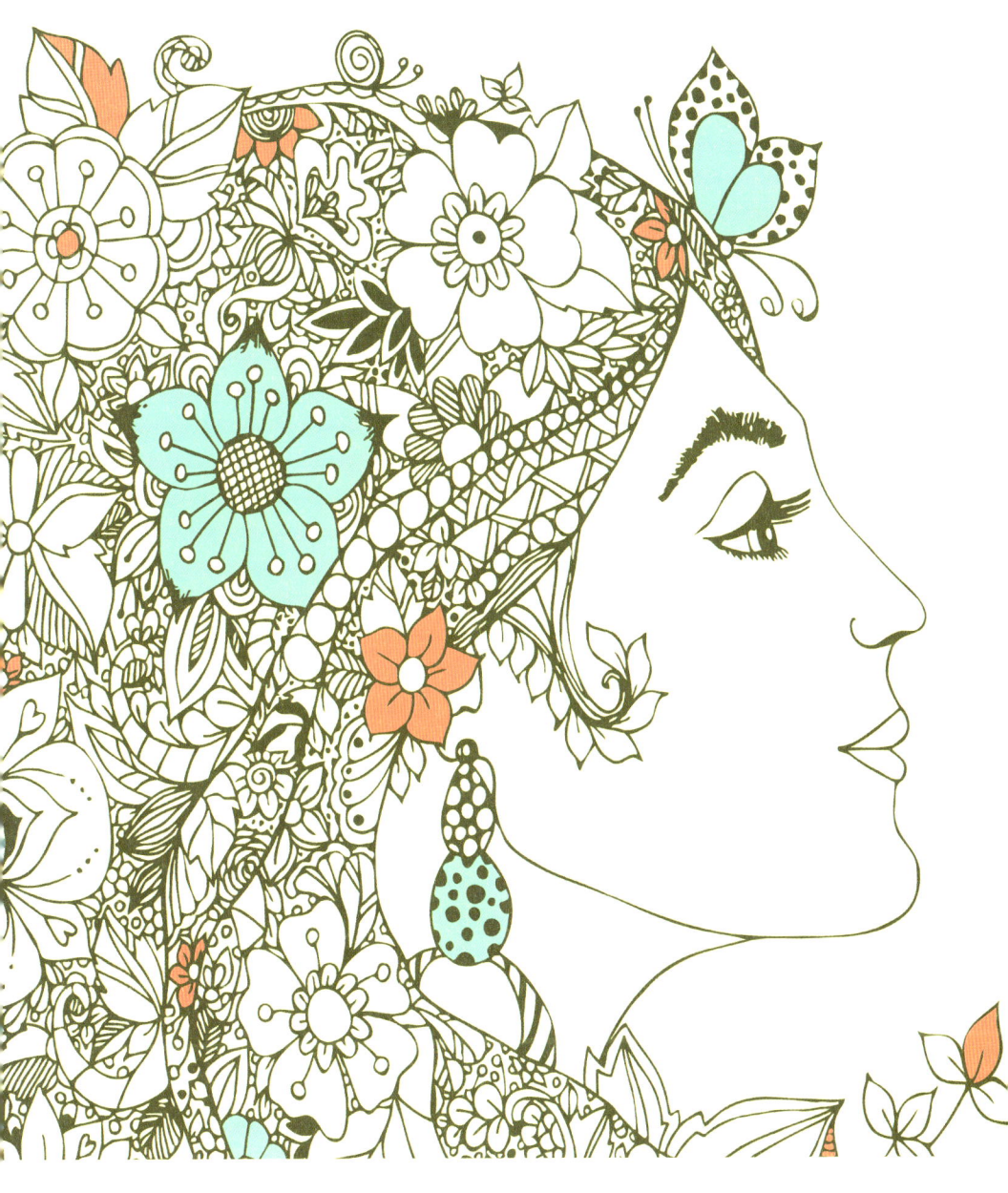

아래 물건을 찾아 색칠하세요

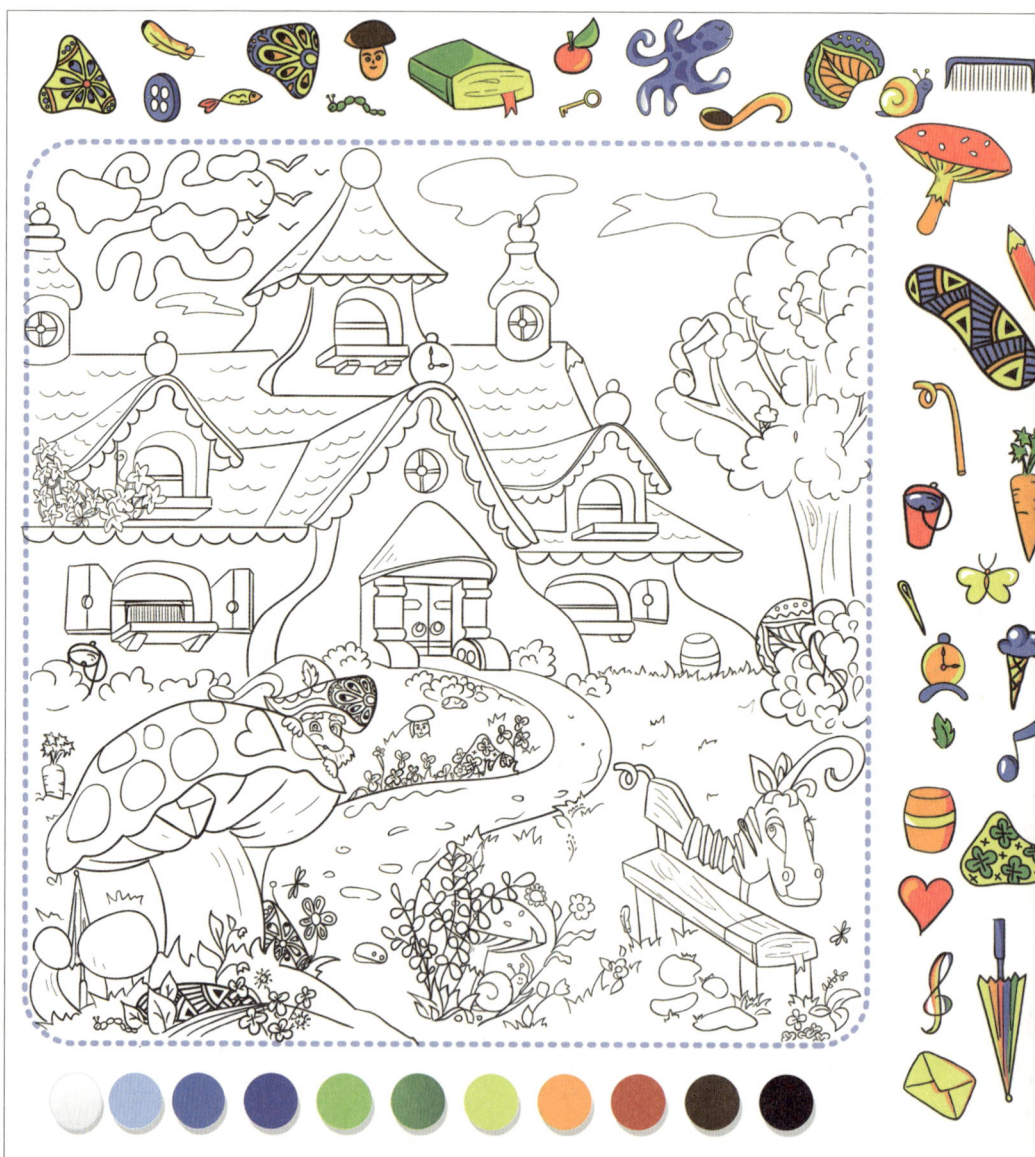

나머지 부분도 예쁘게 색칠하세요

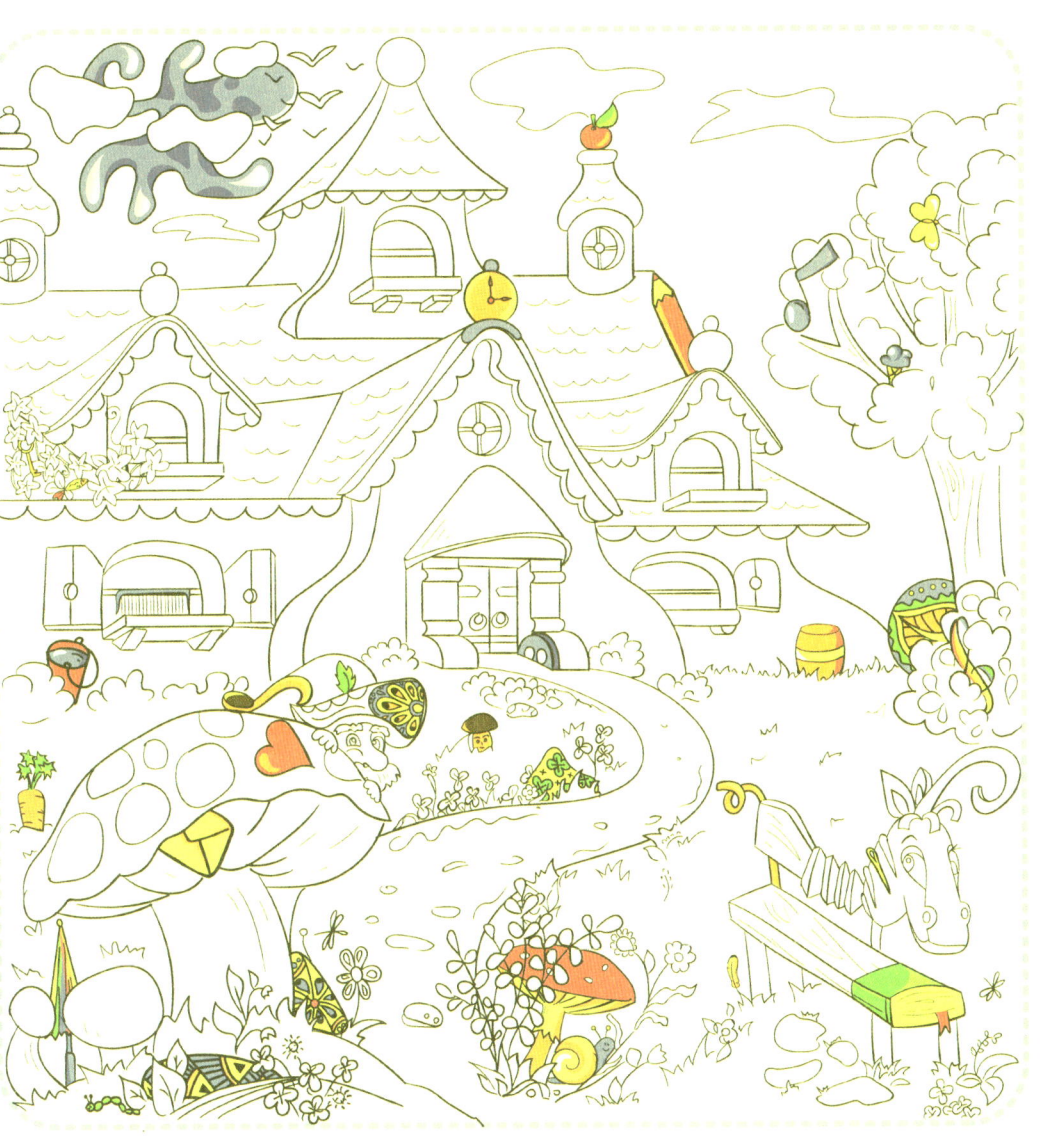

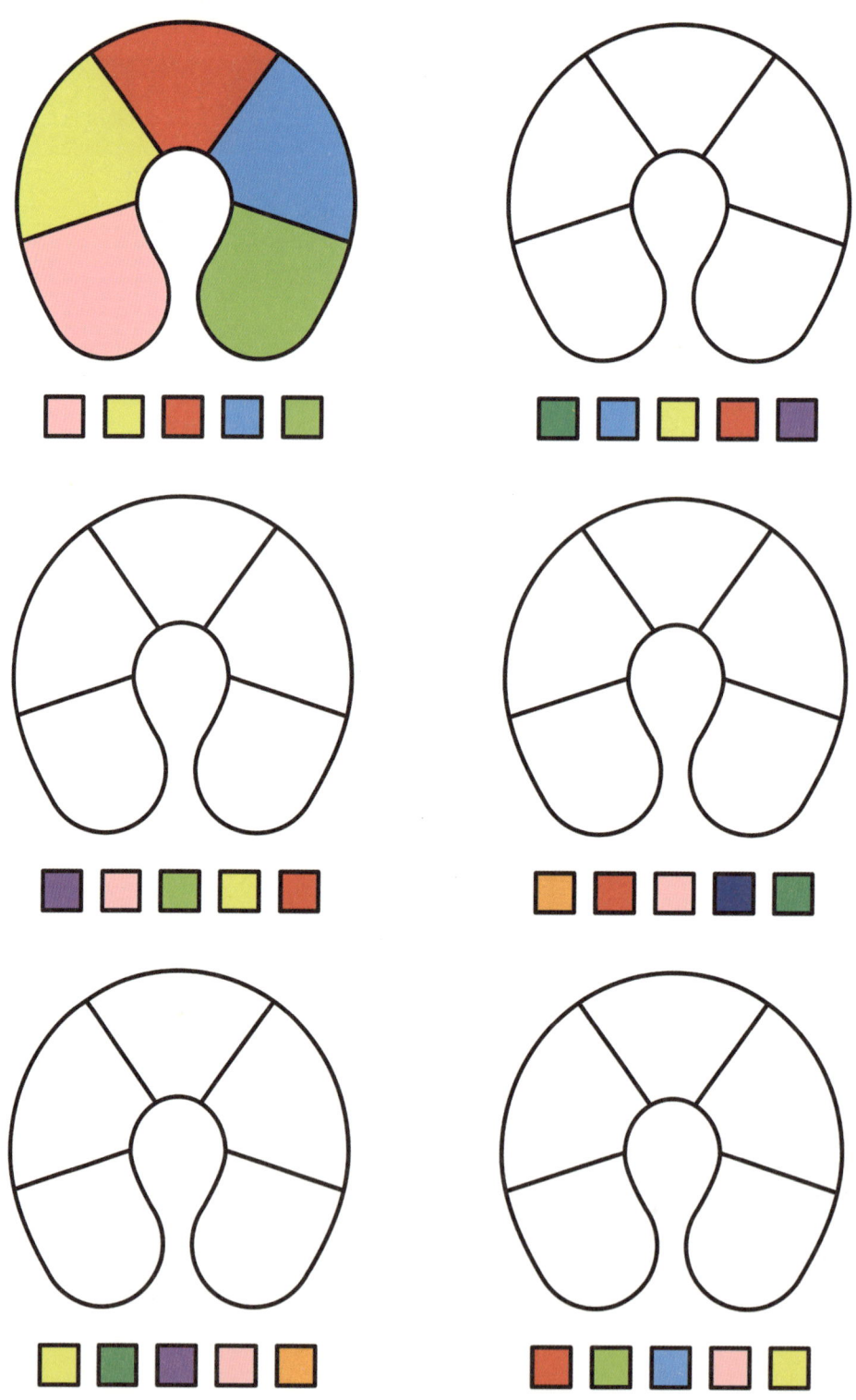

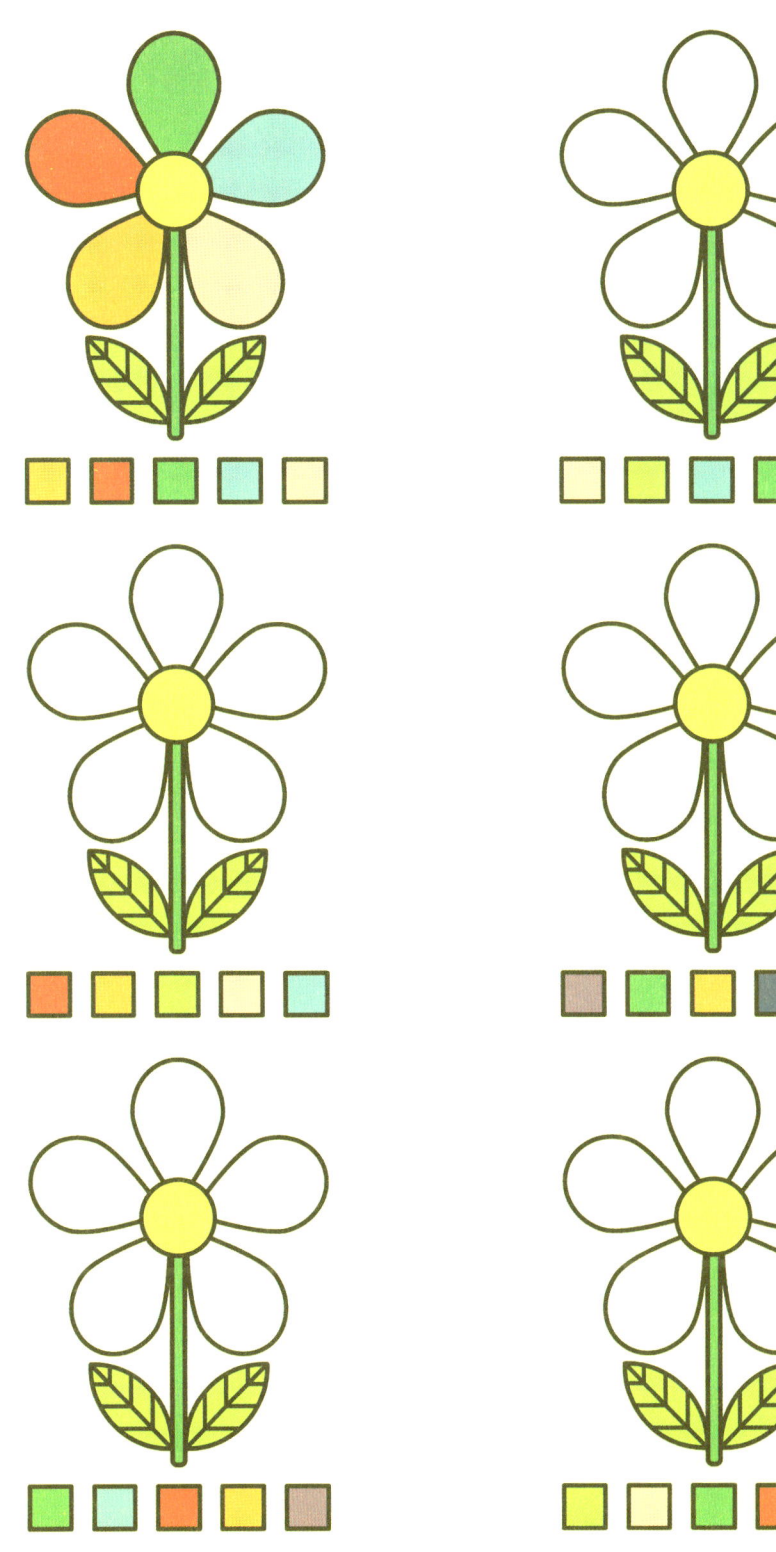

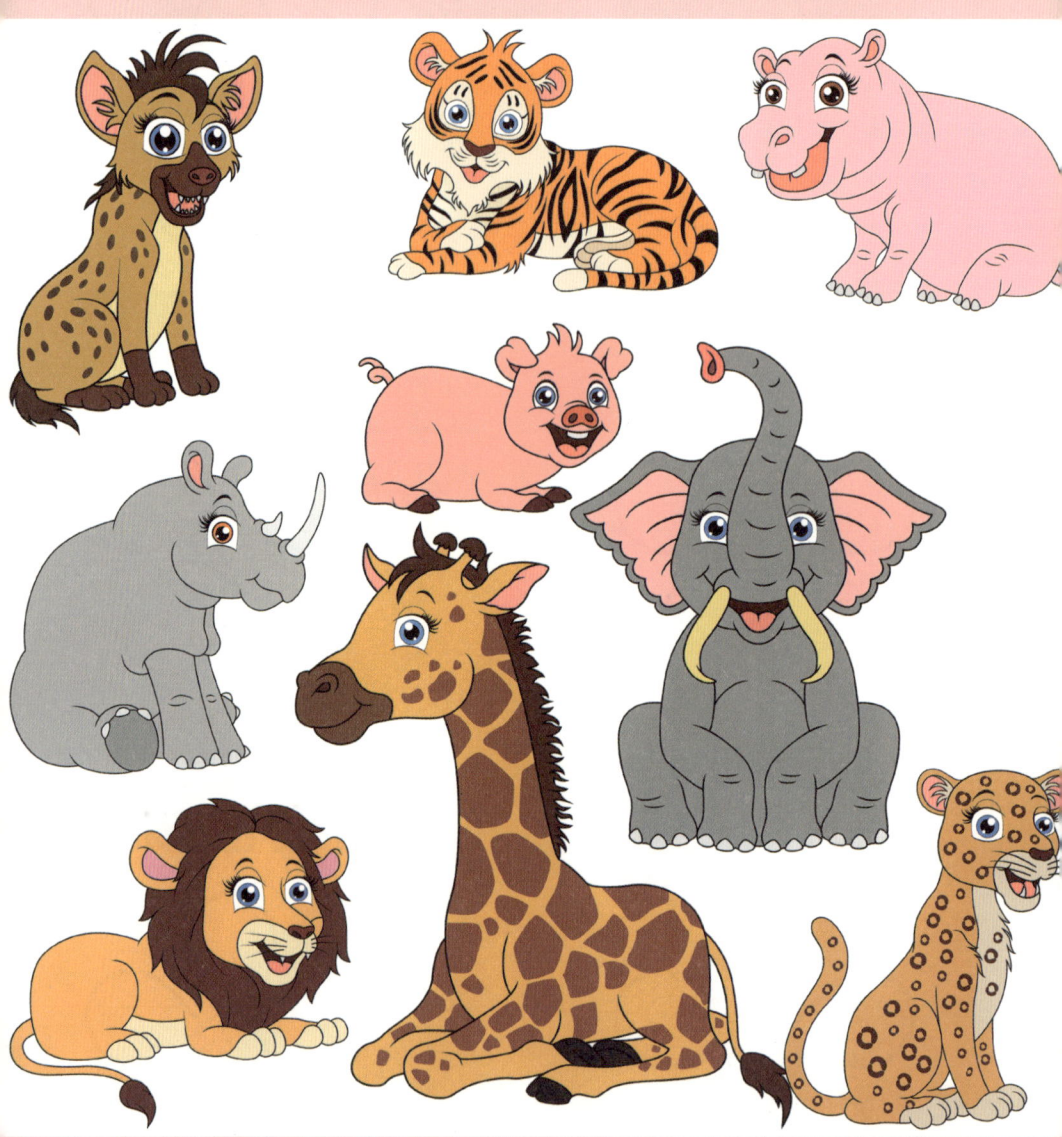

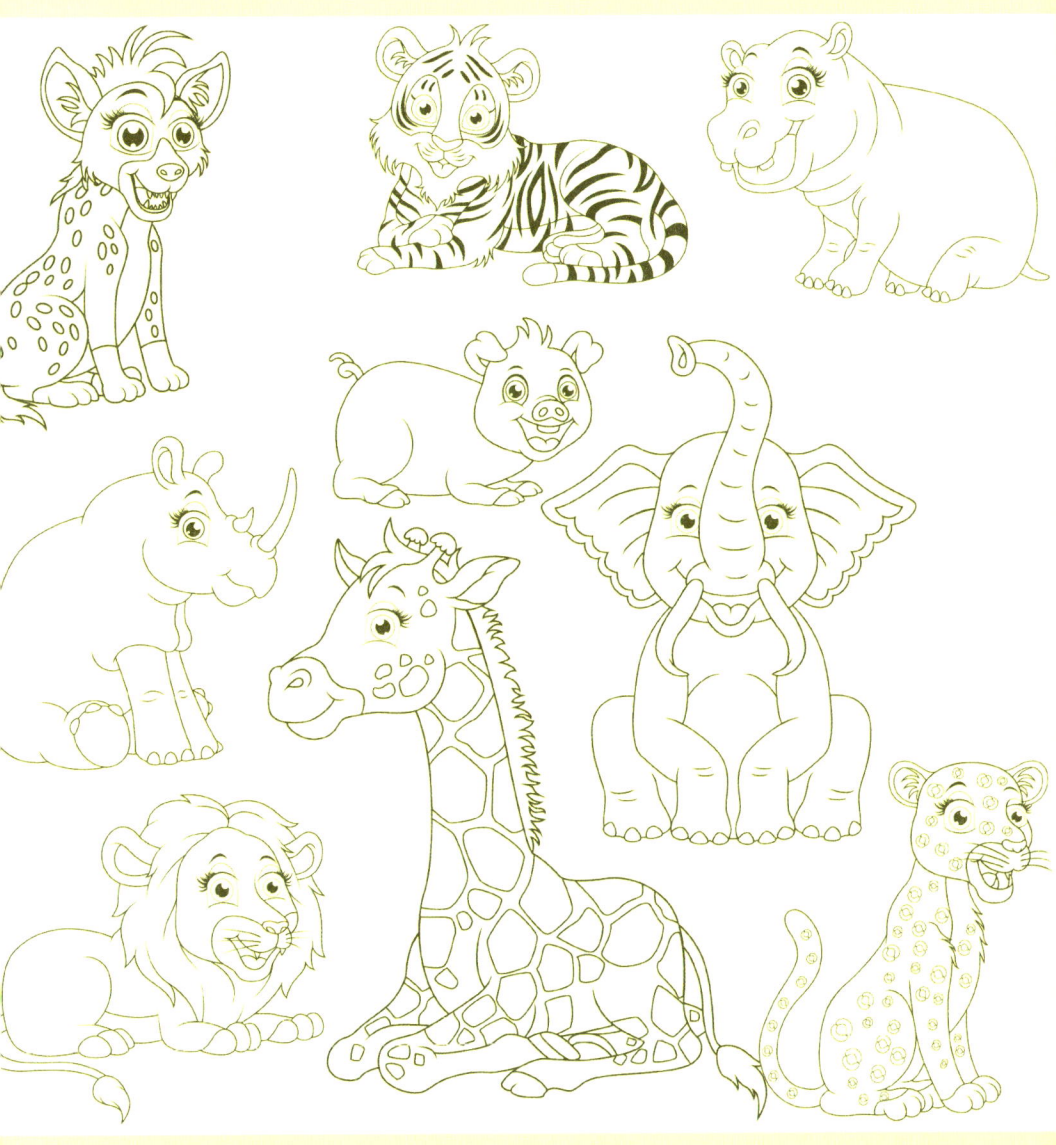

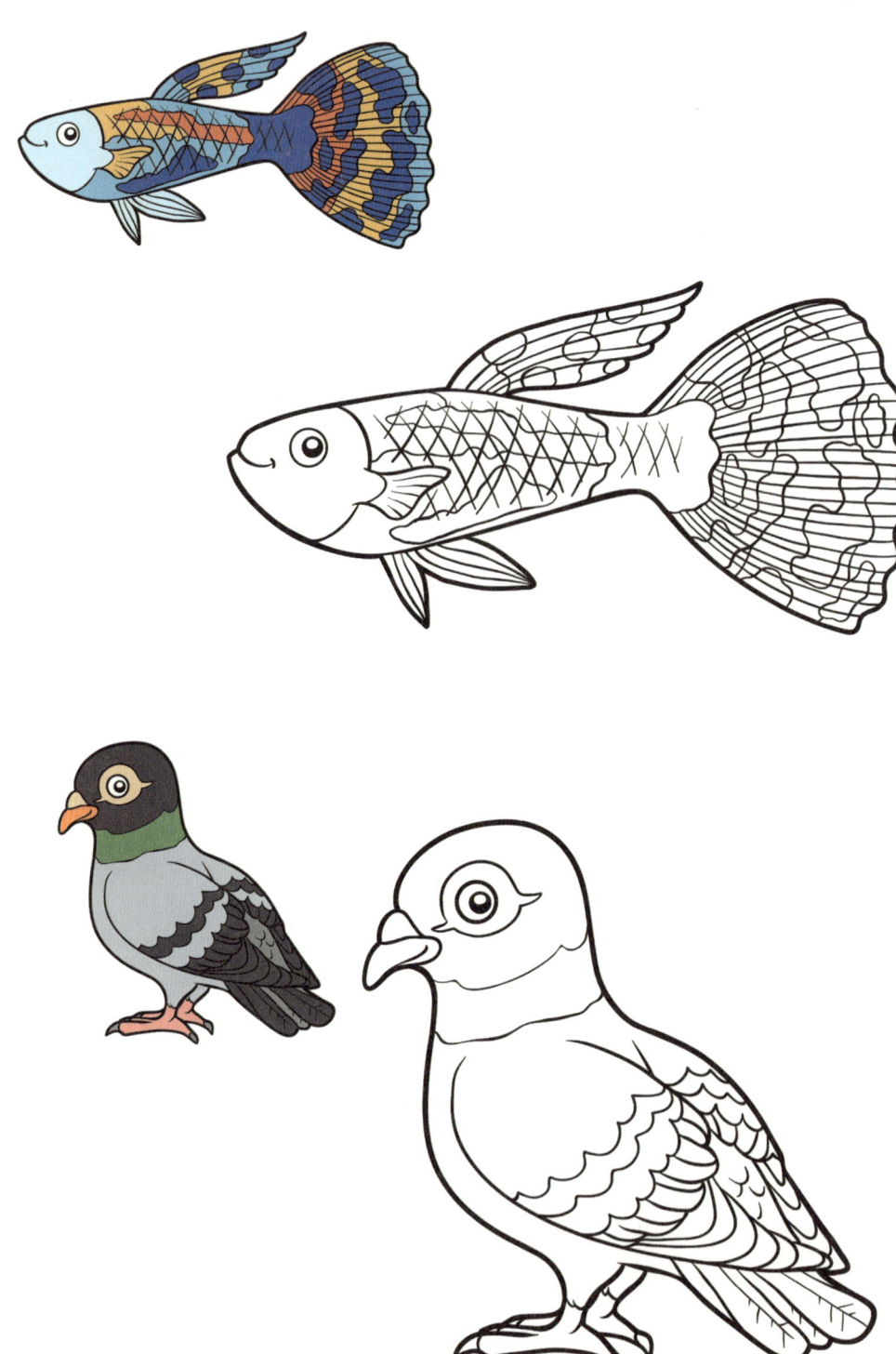

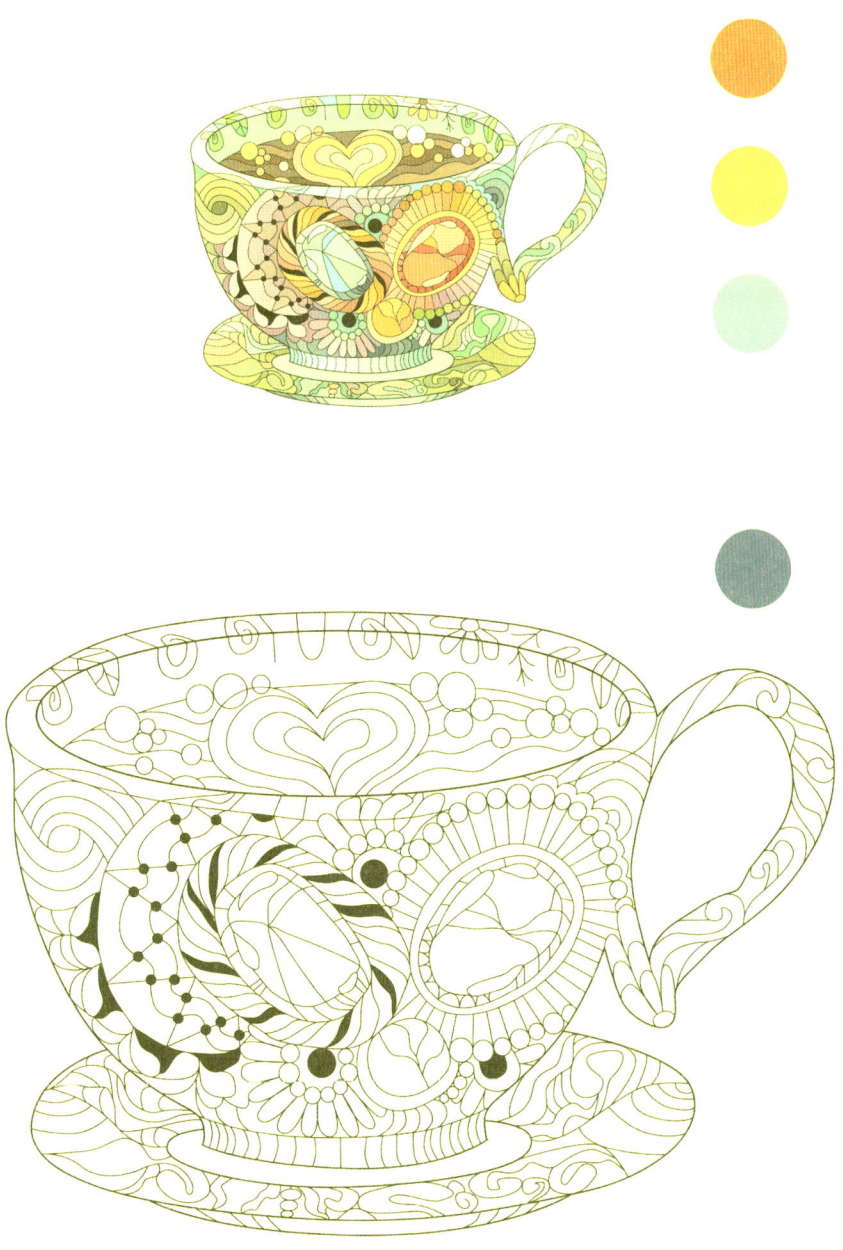

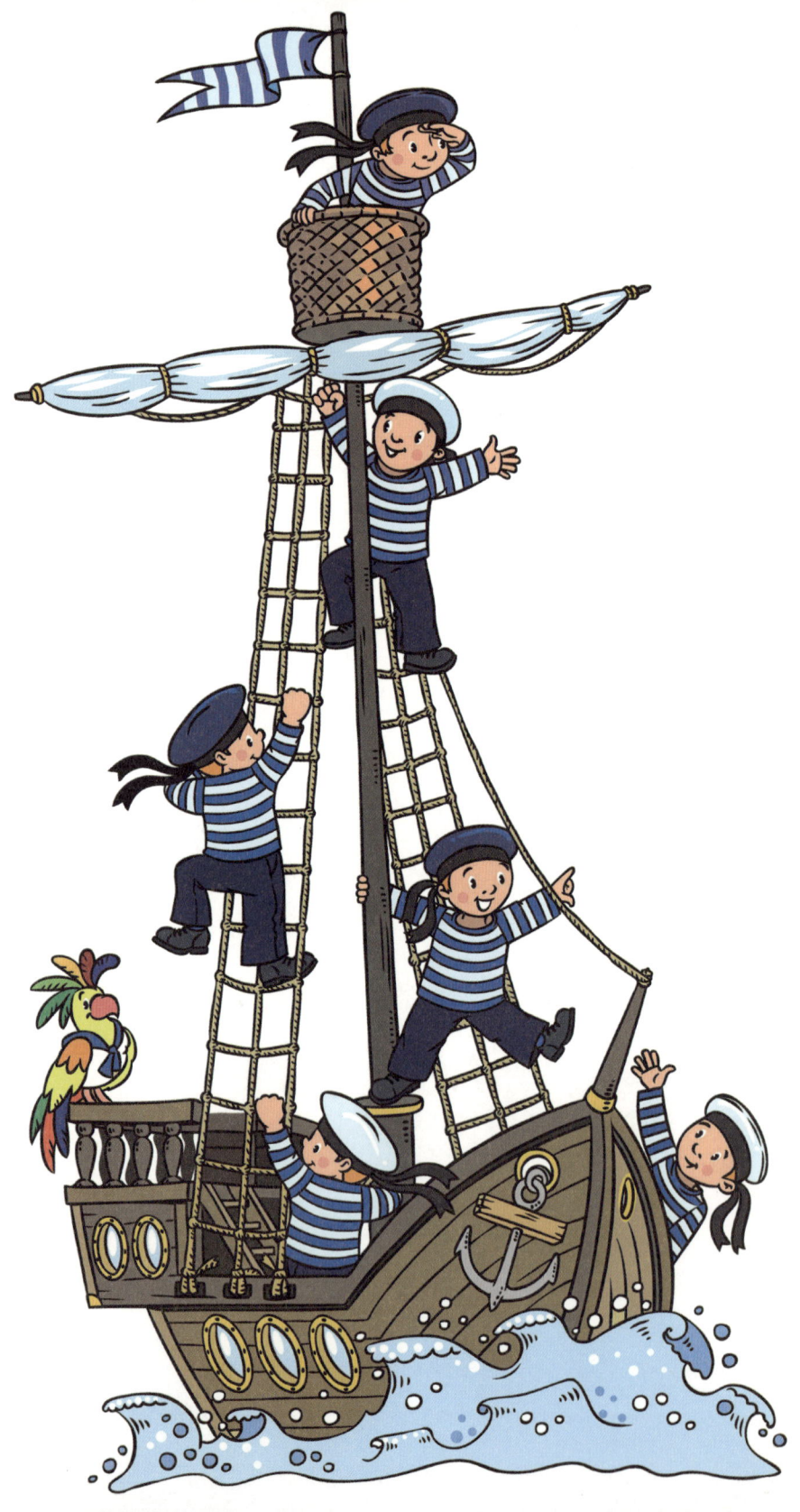

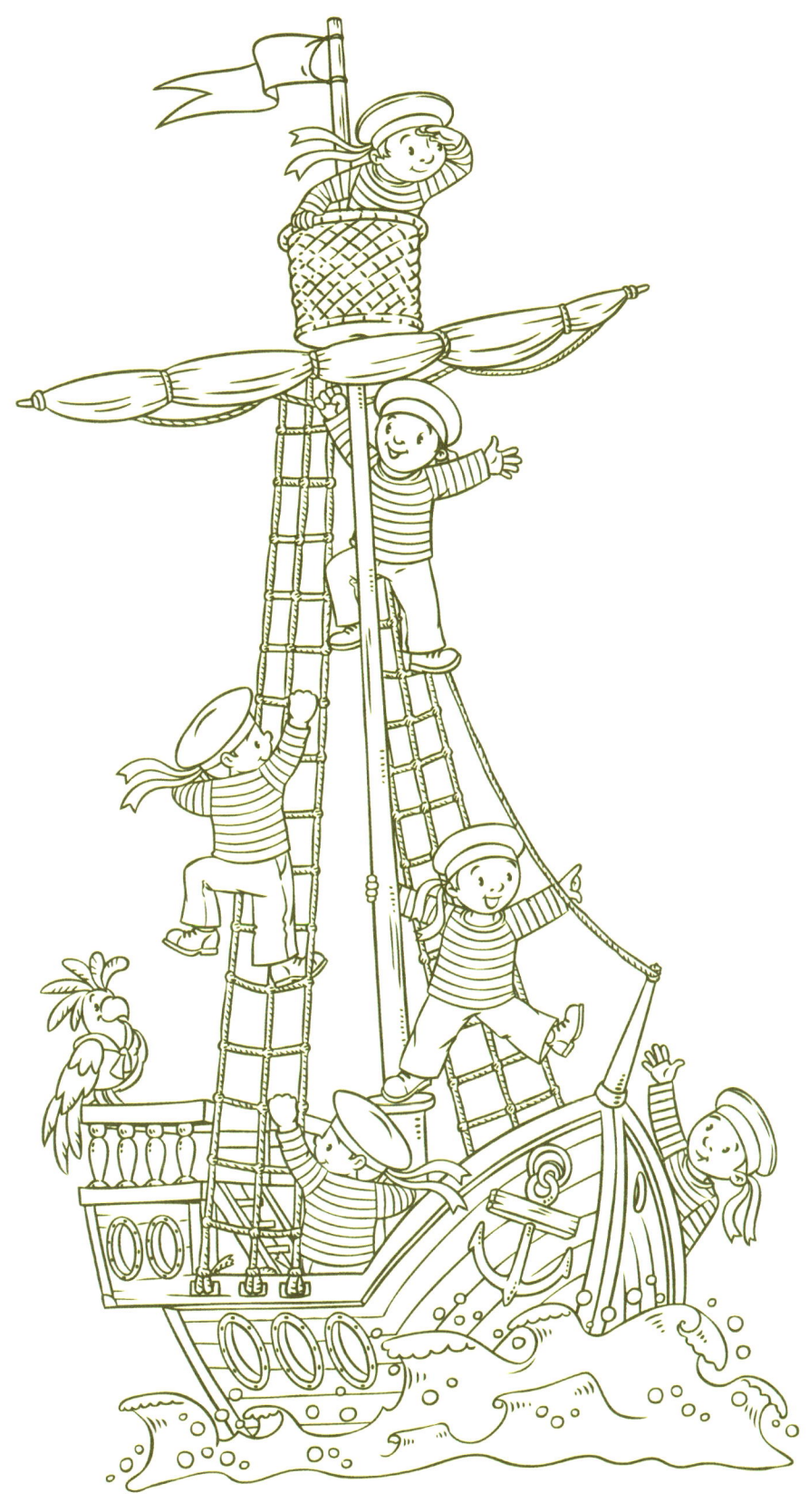

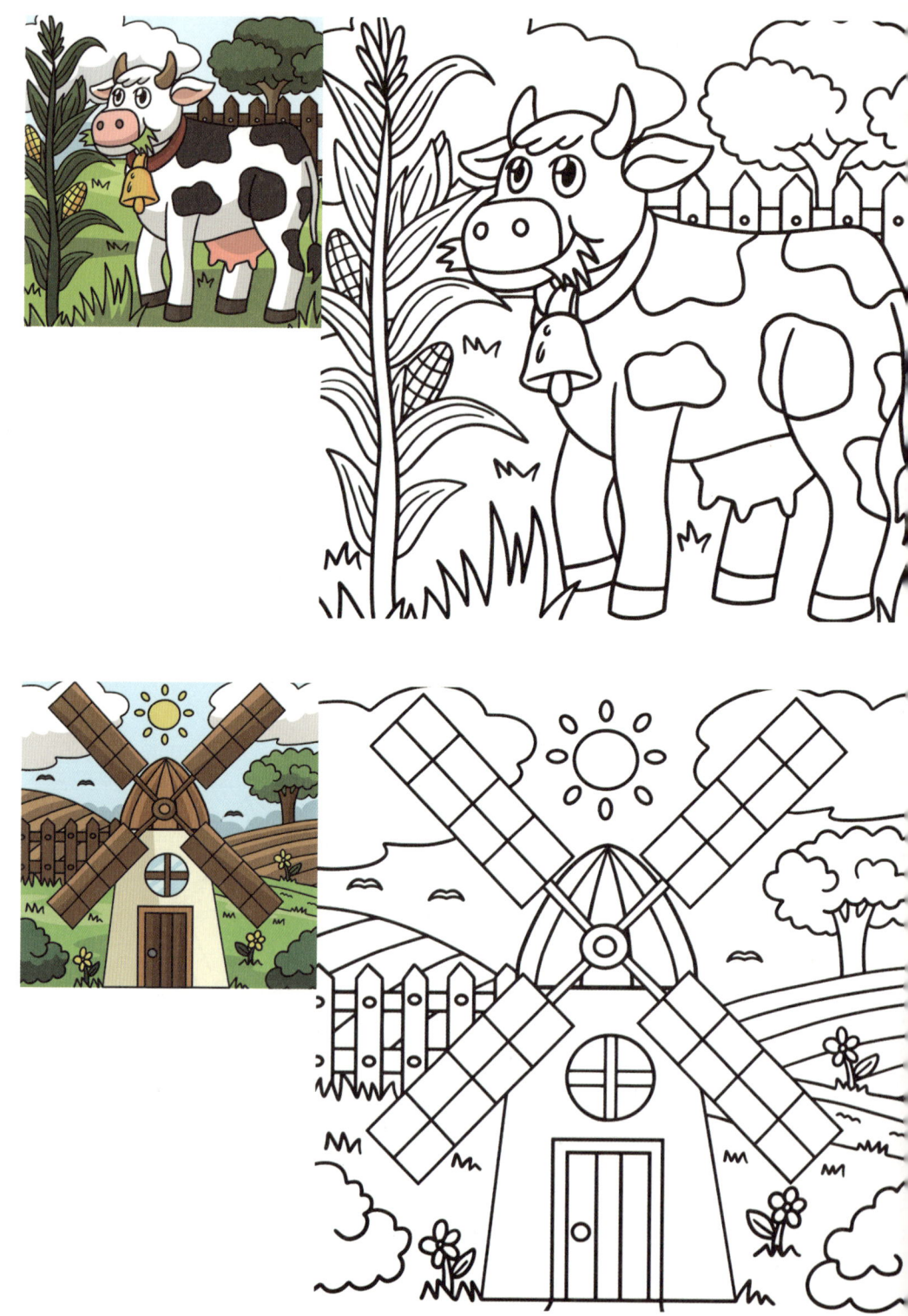

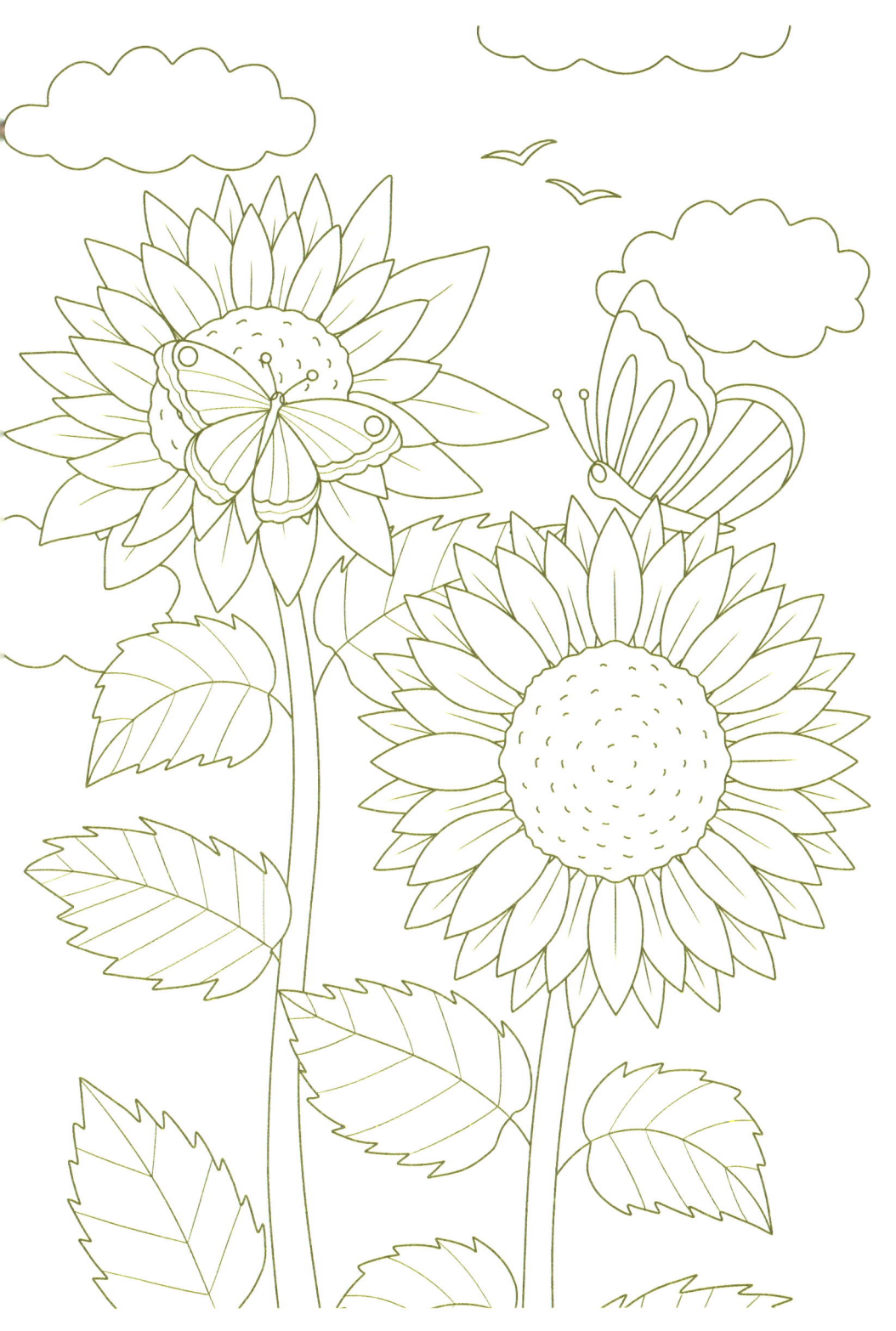

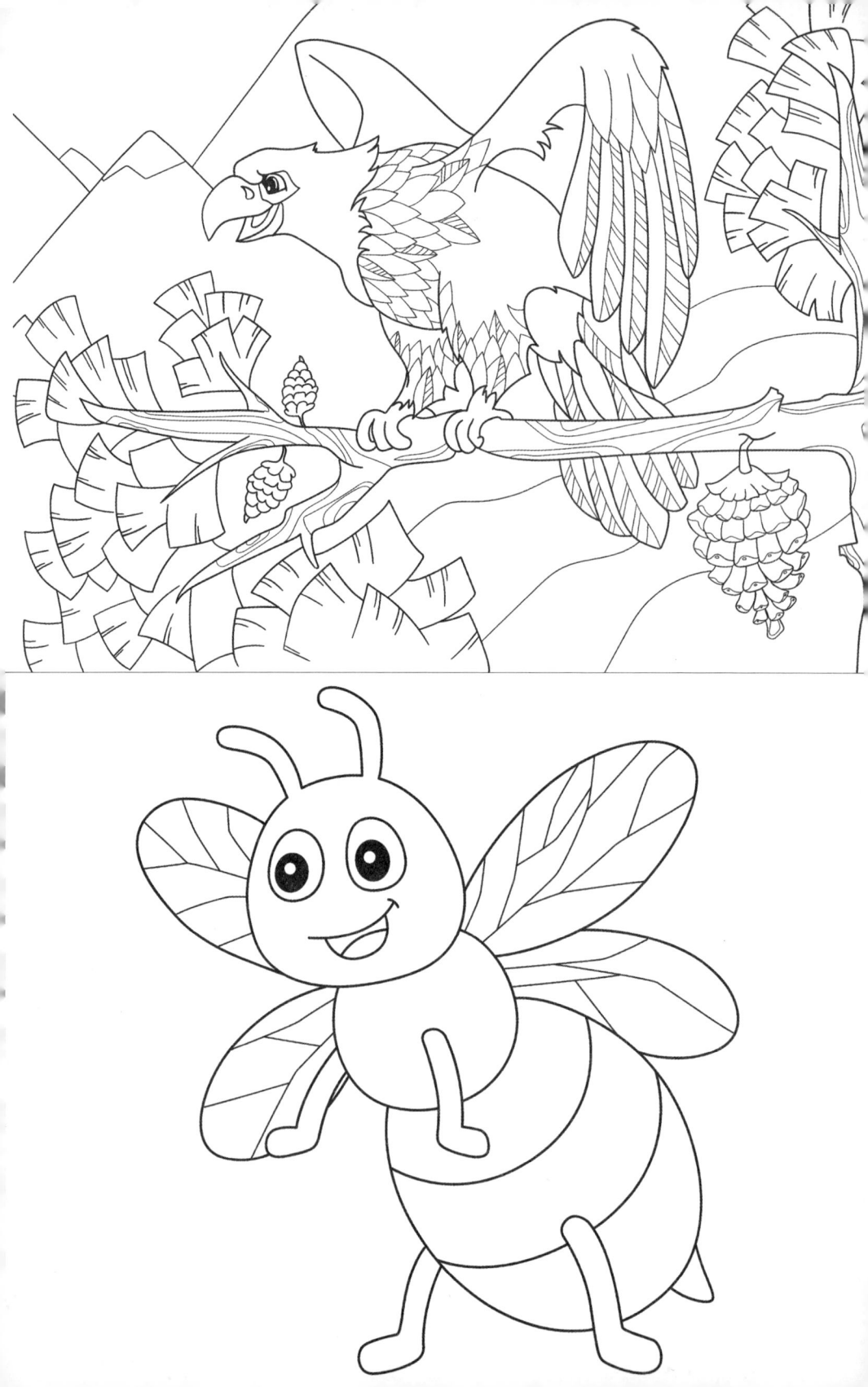

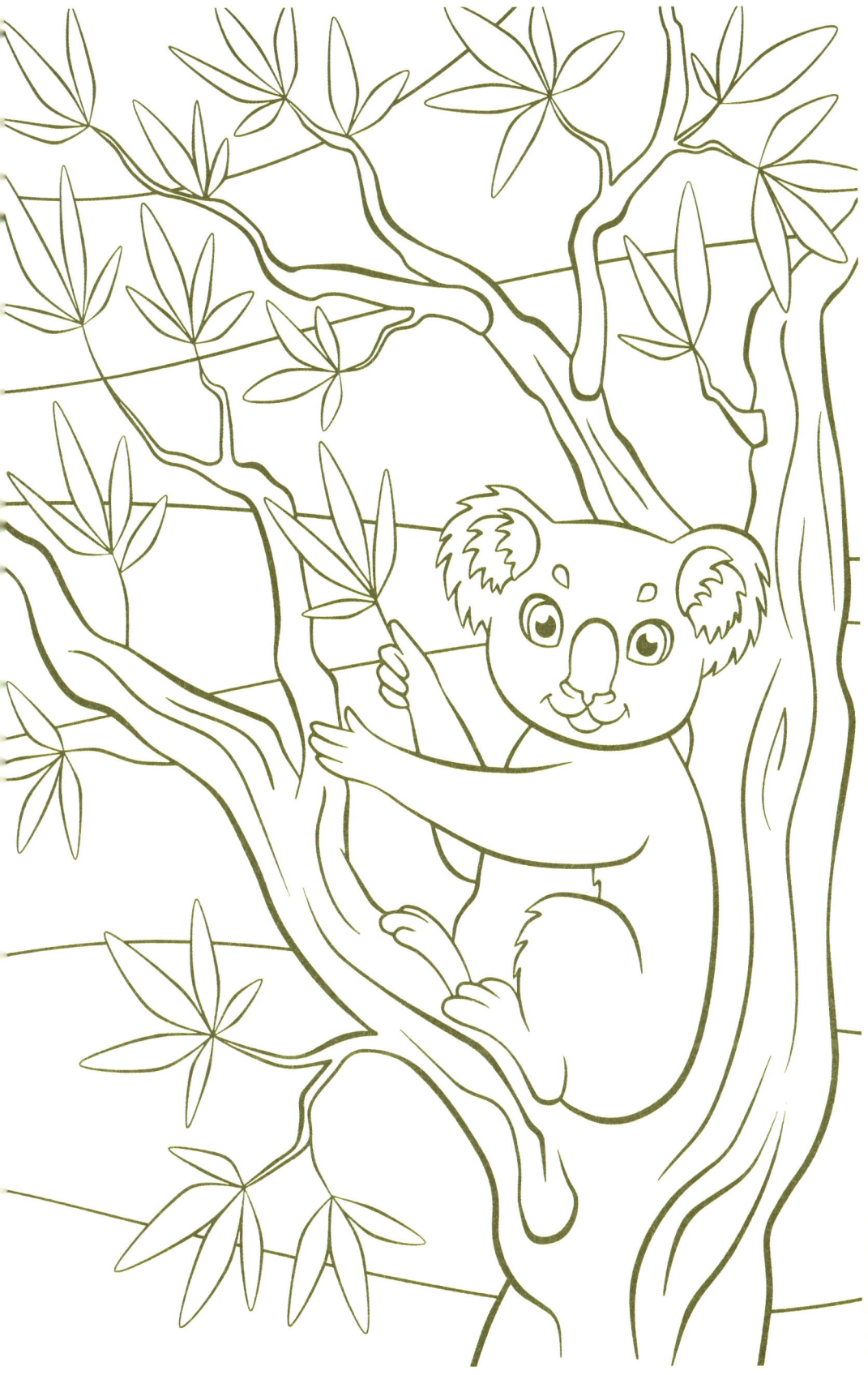

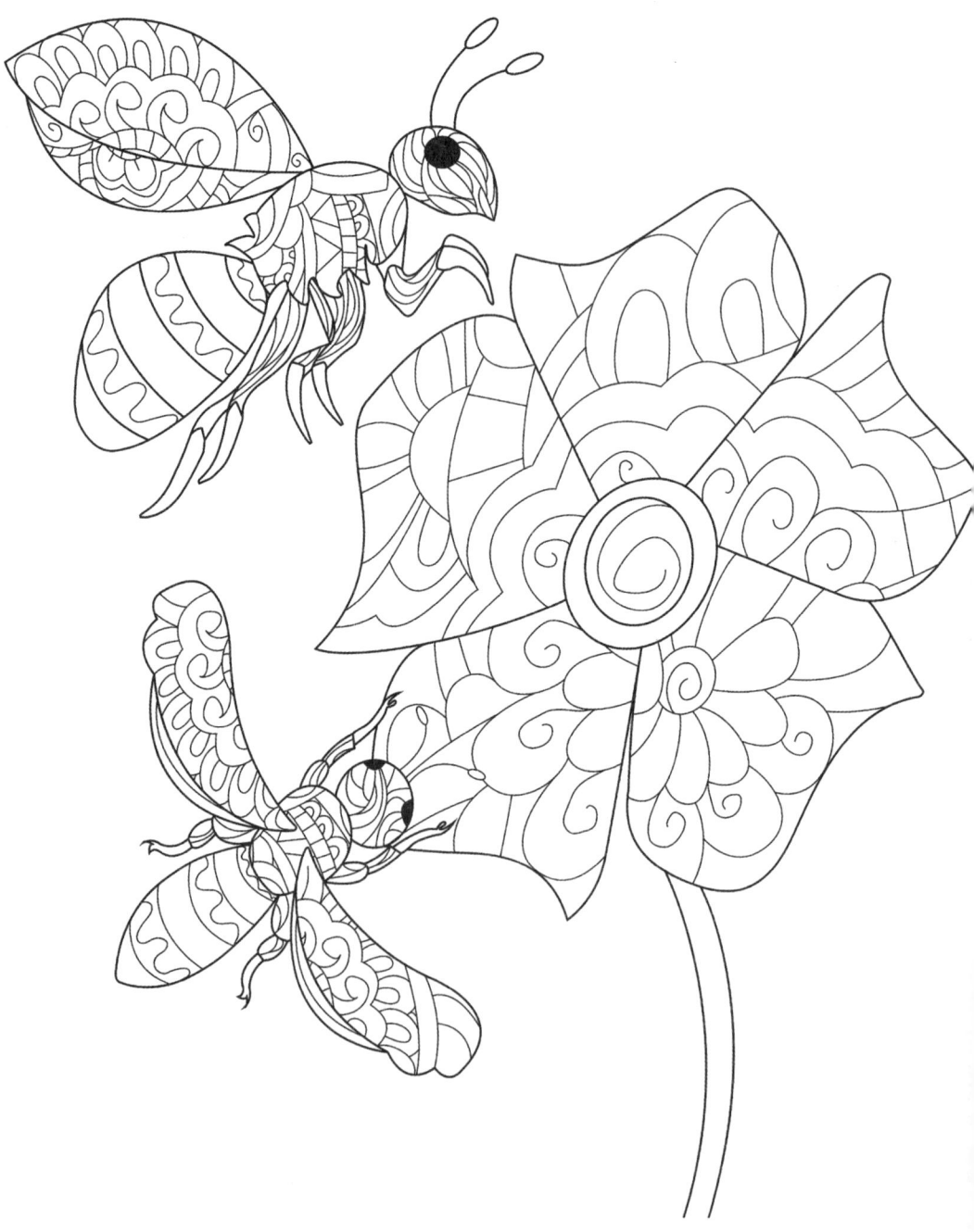

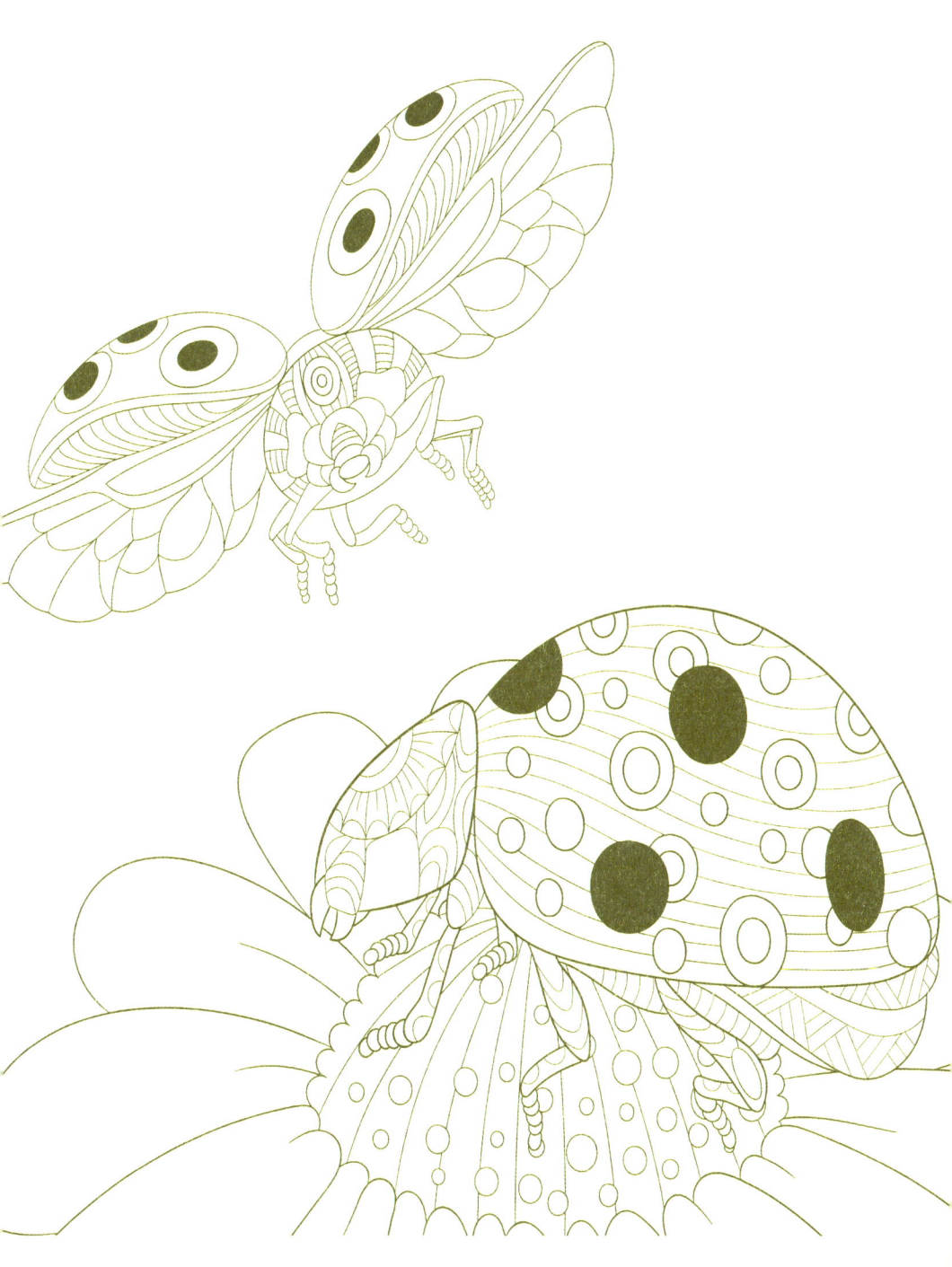

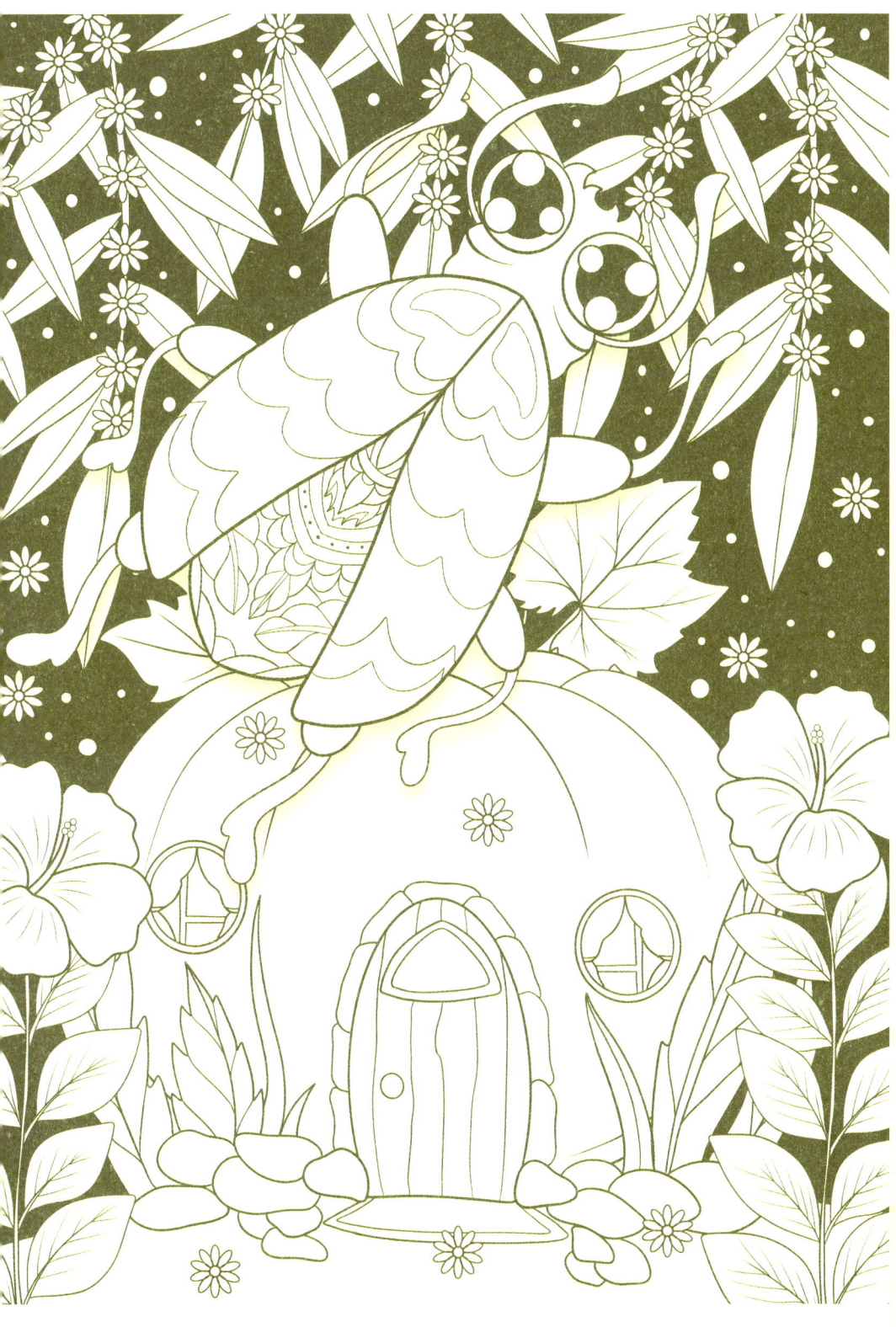

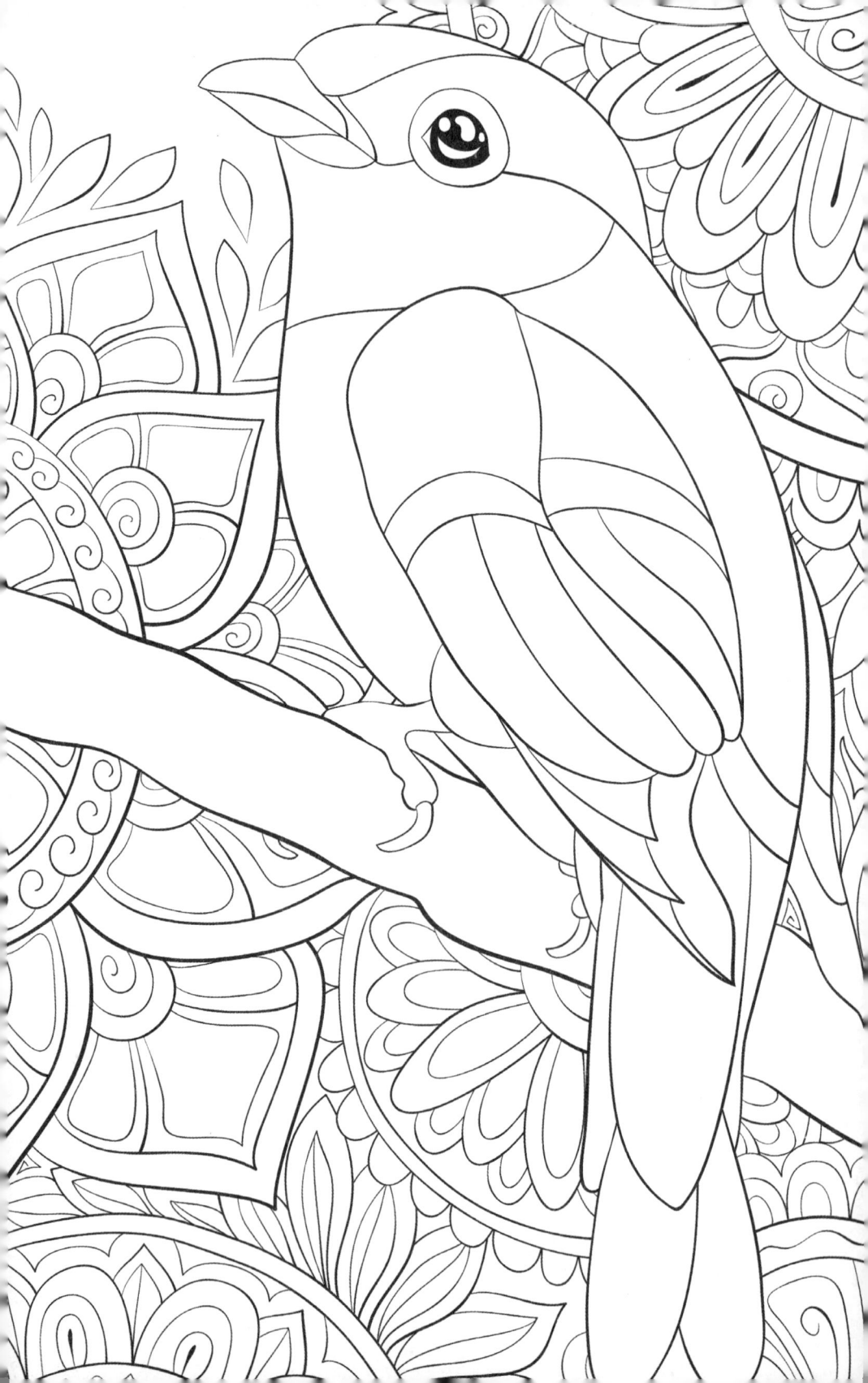

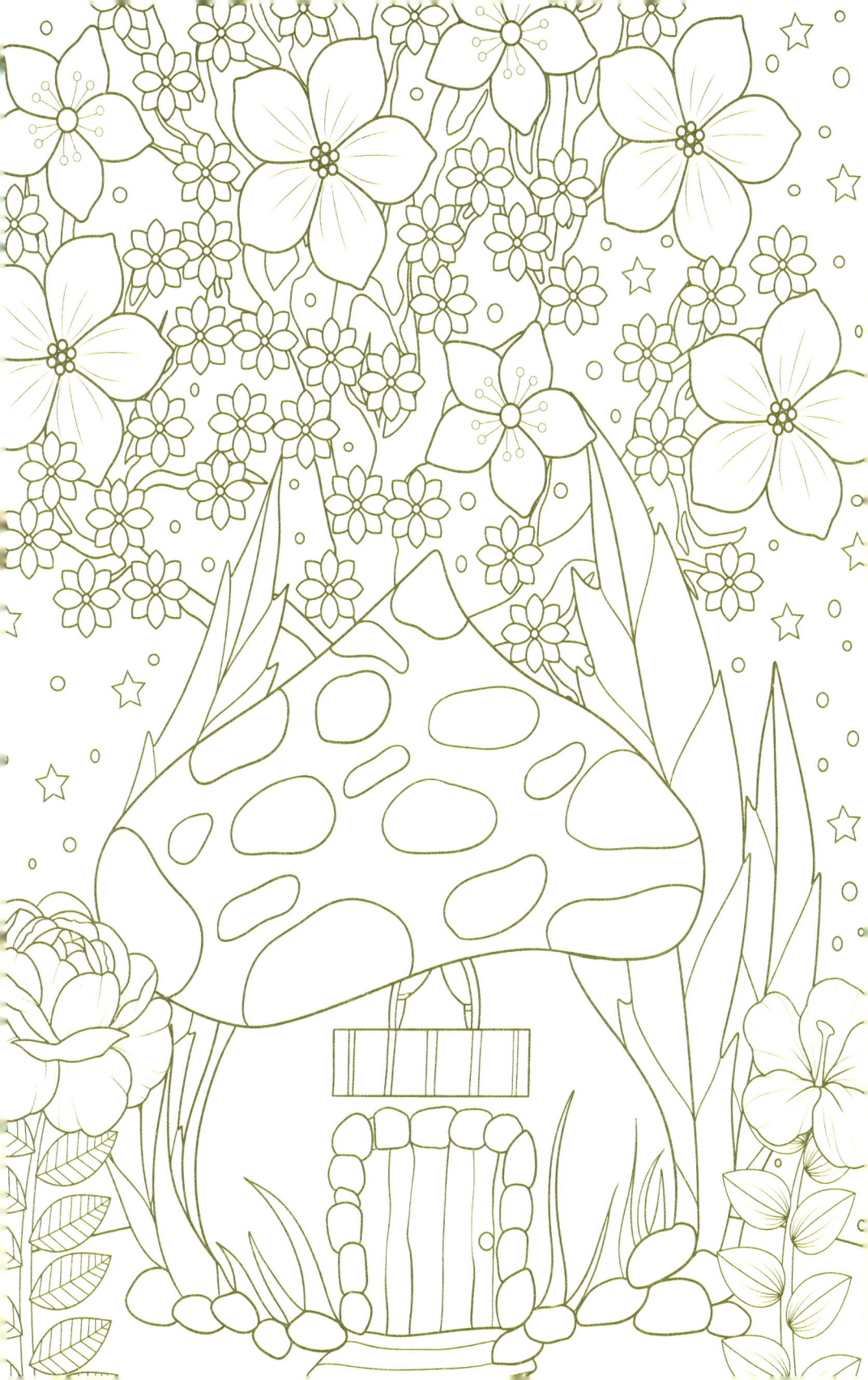

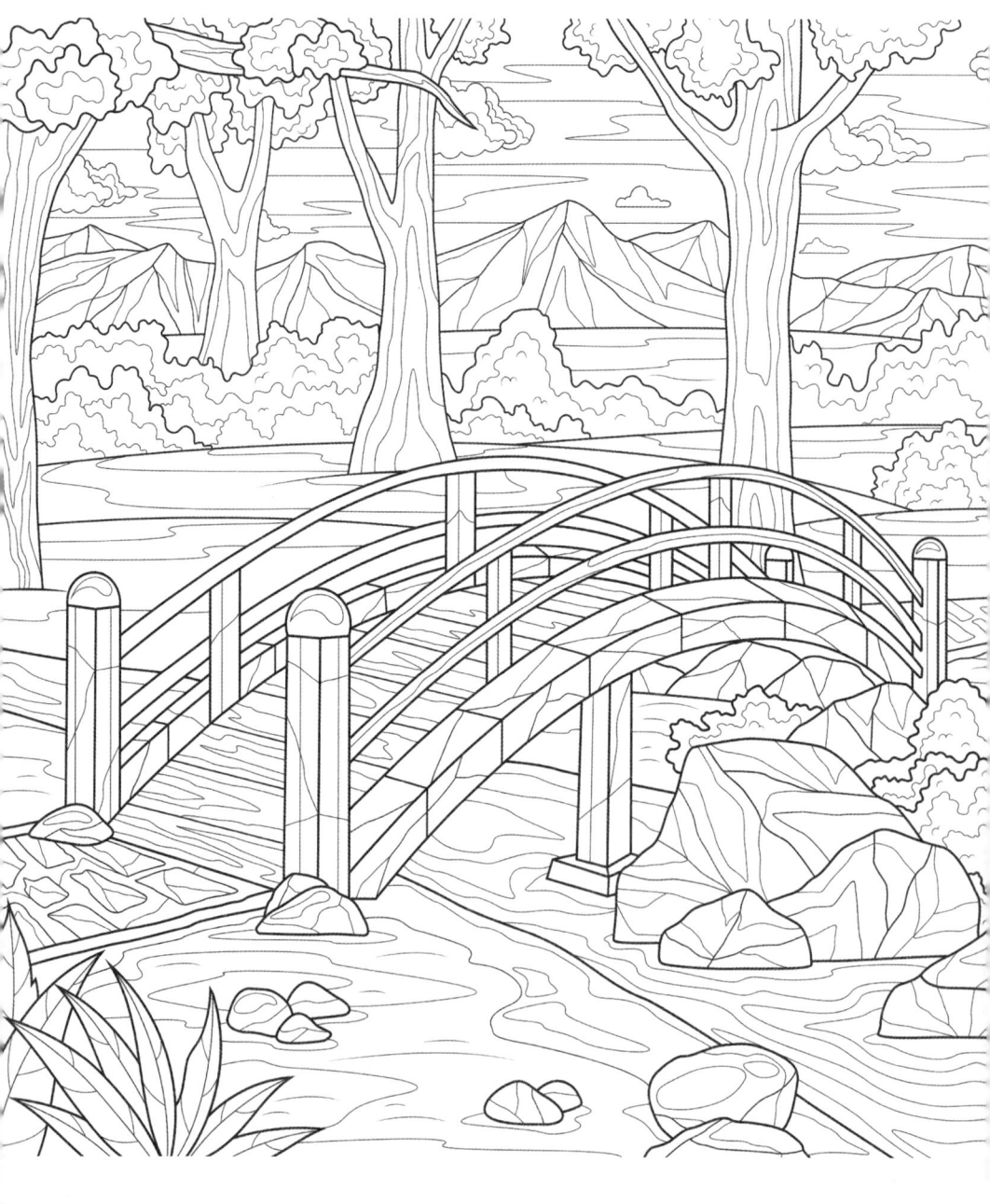

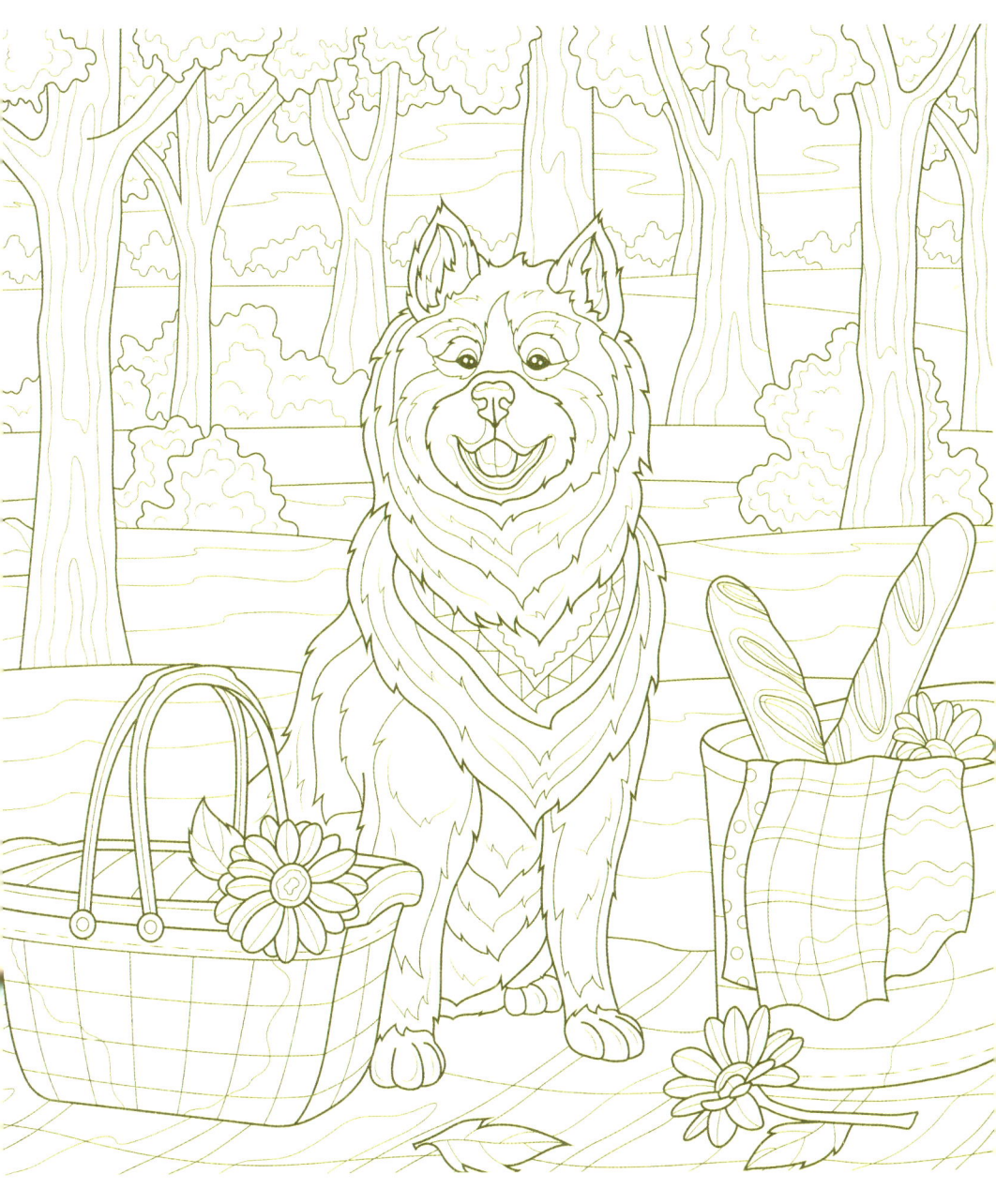

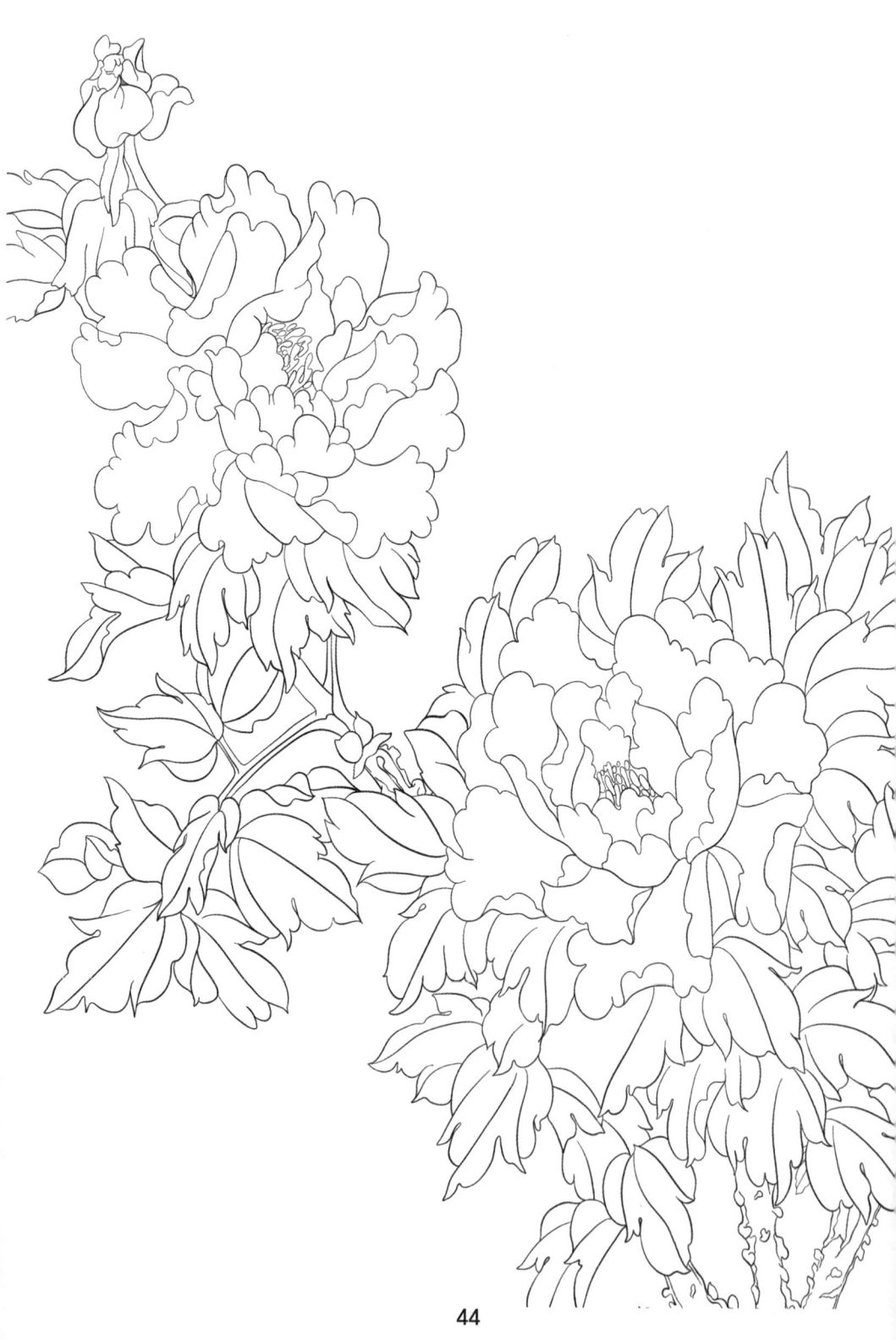

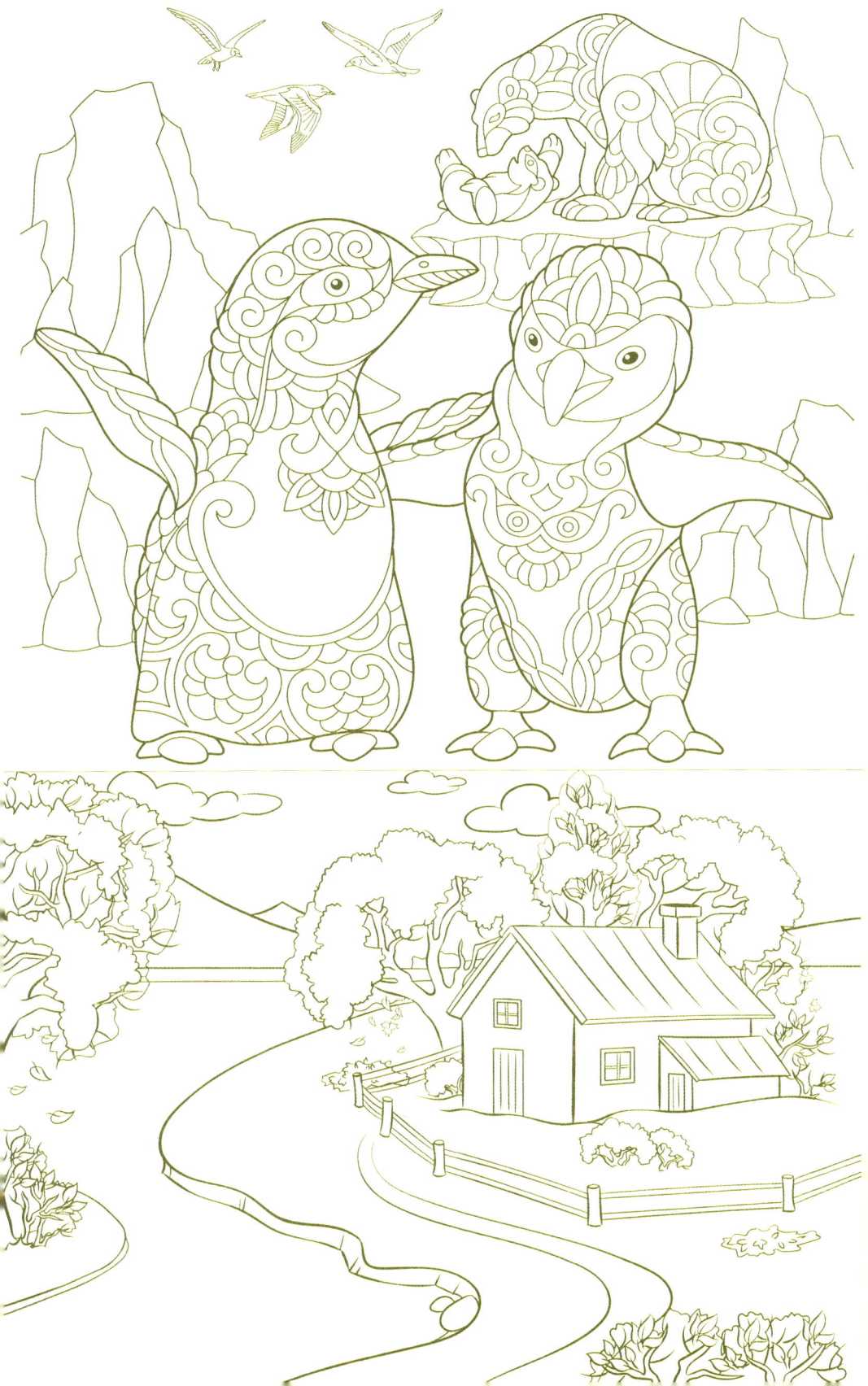

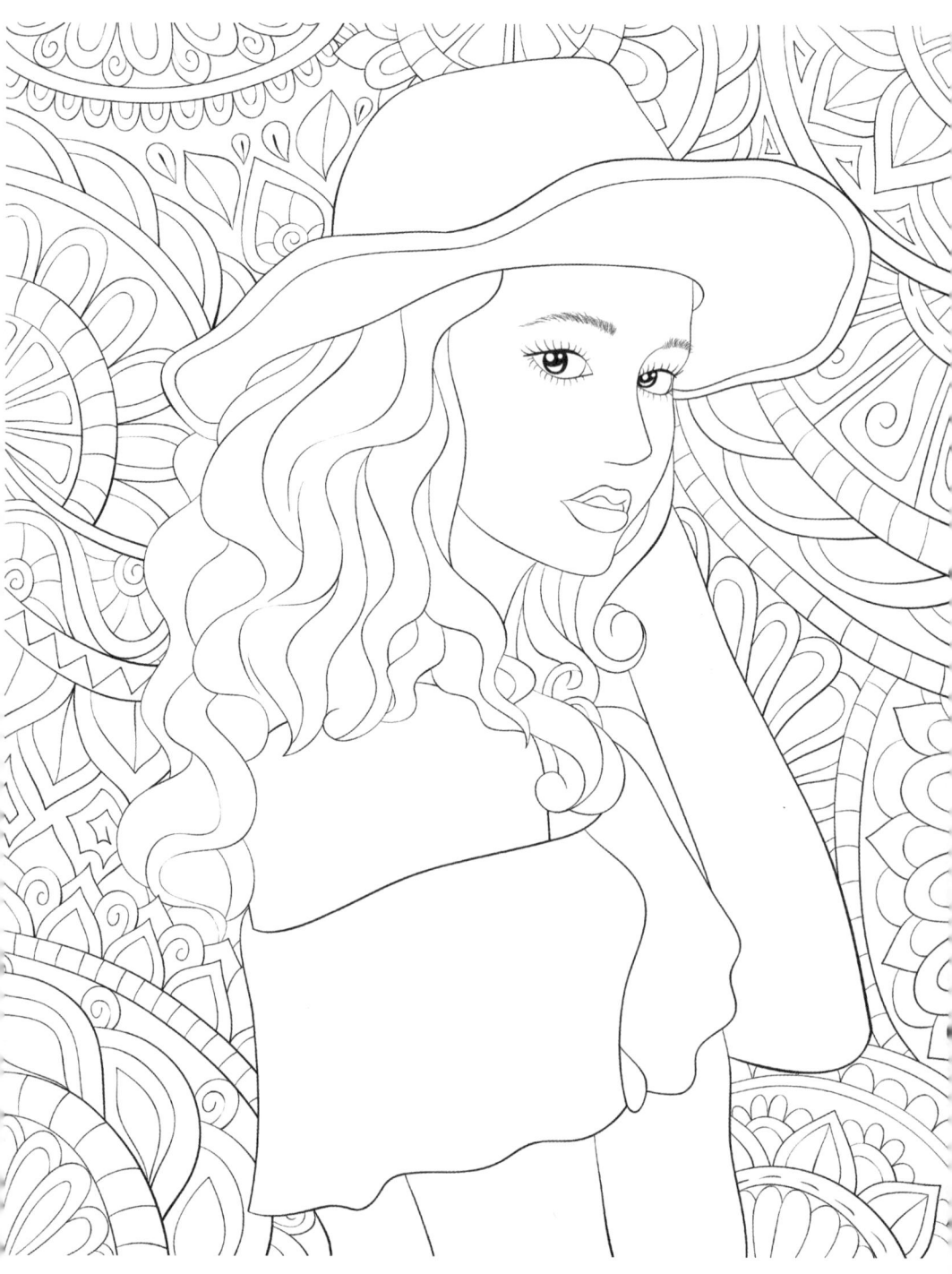

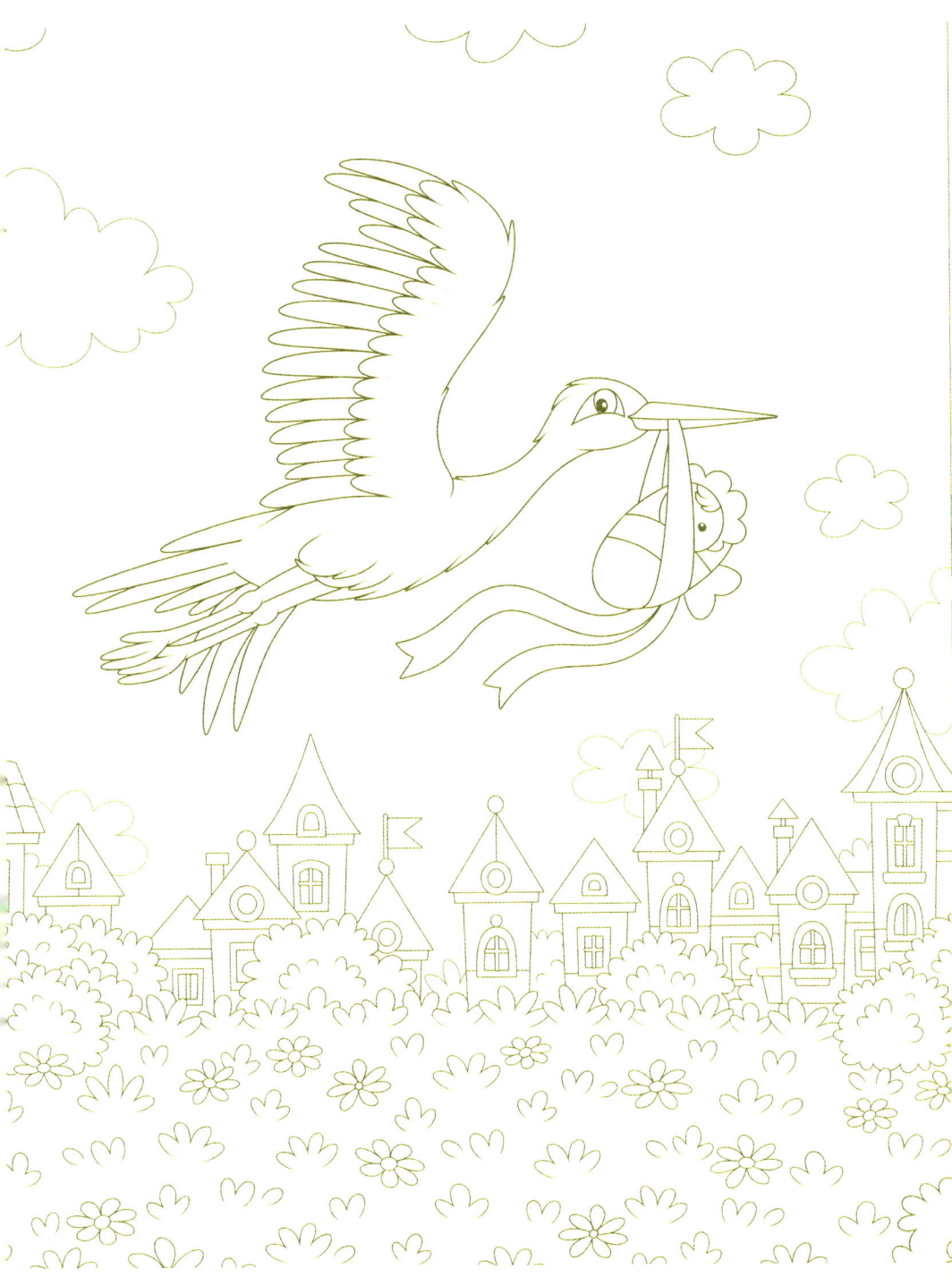

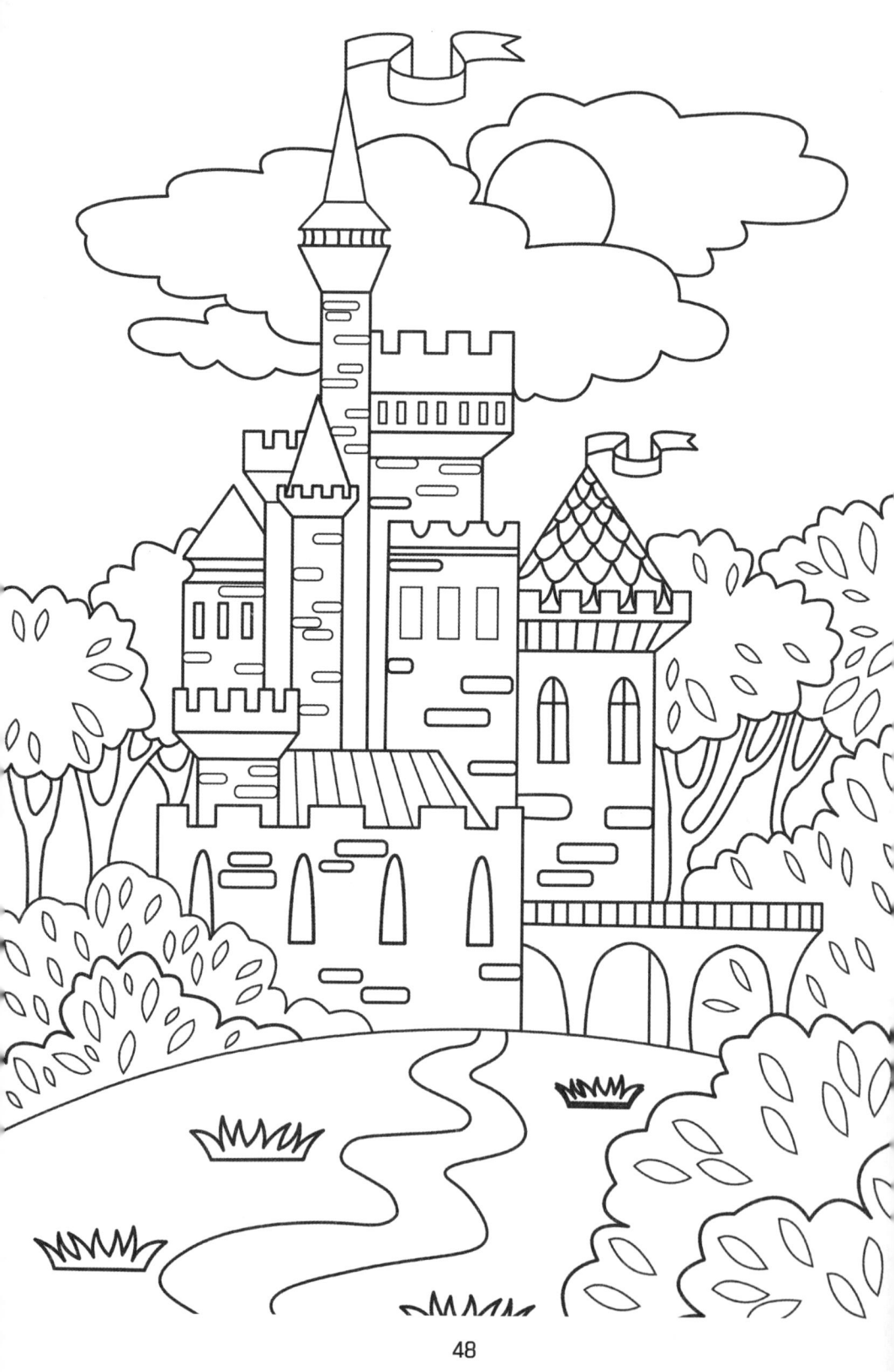

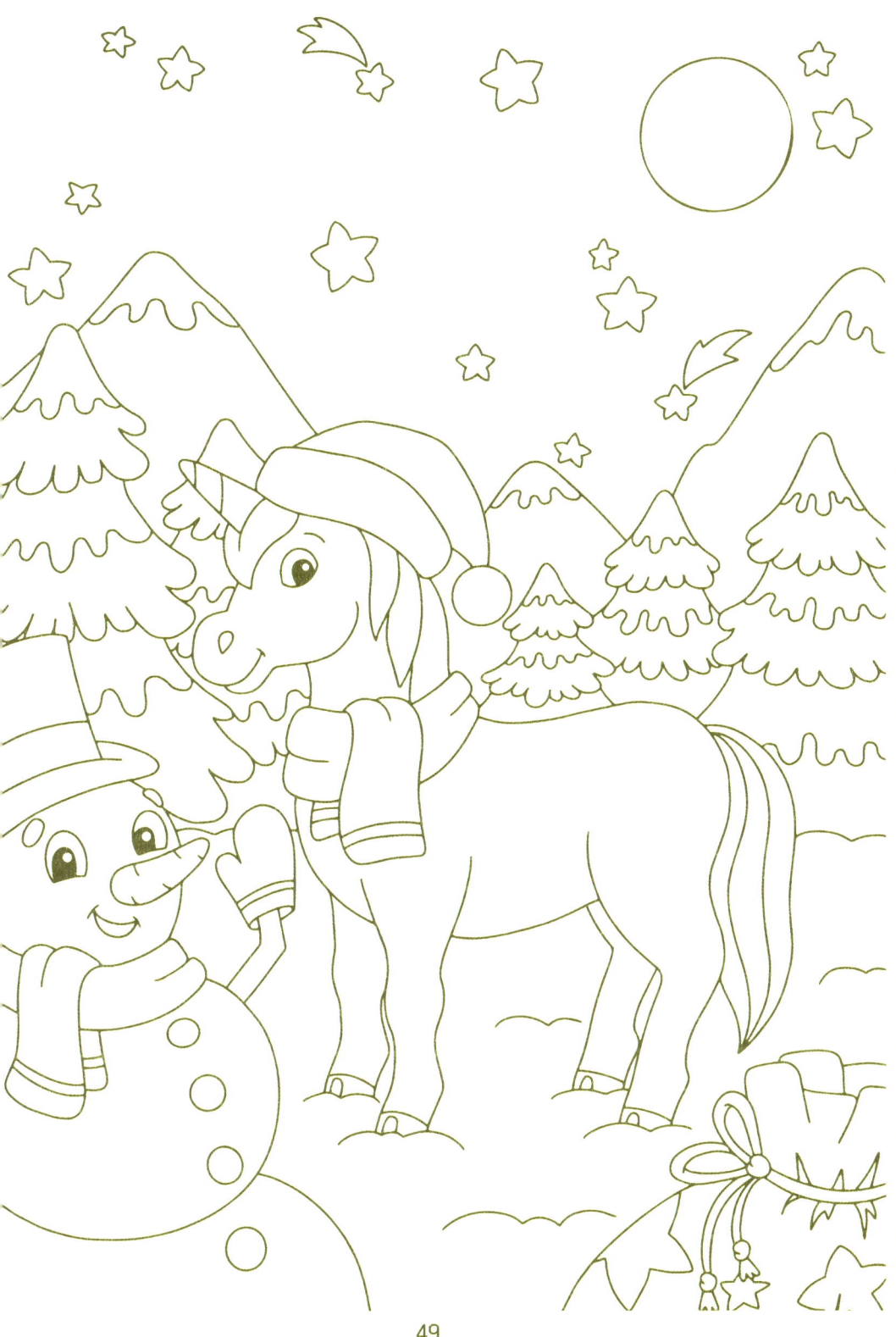

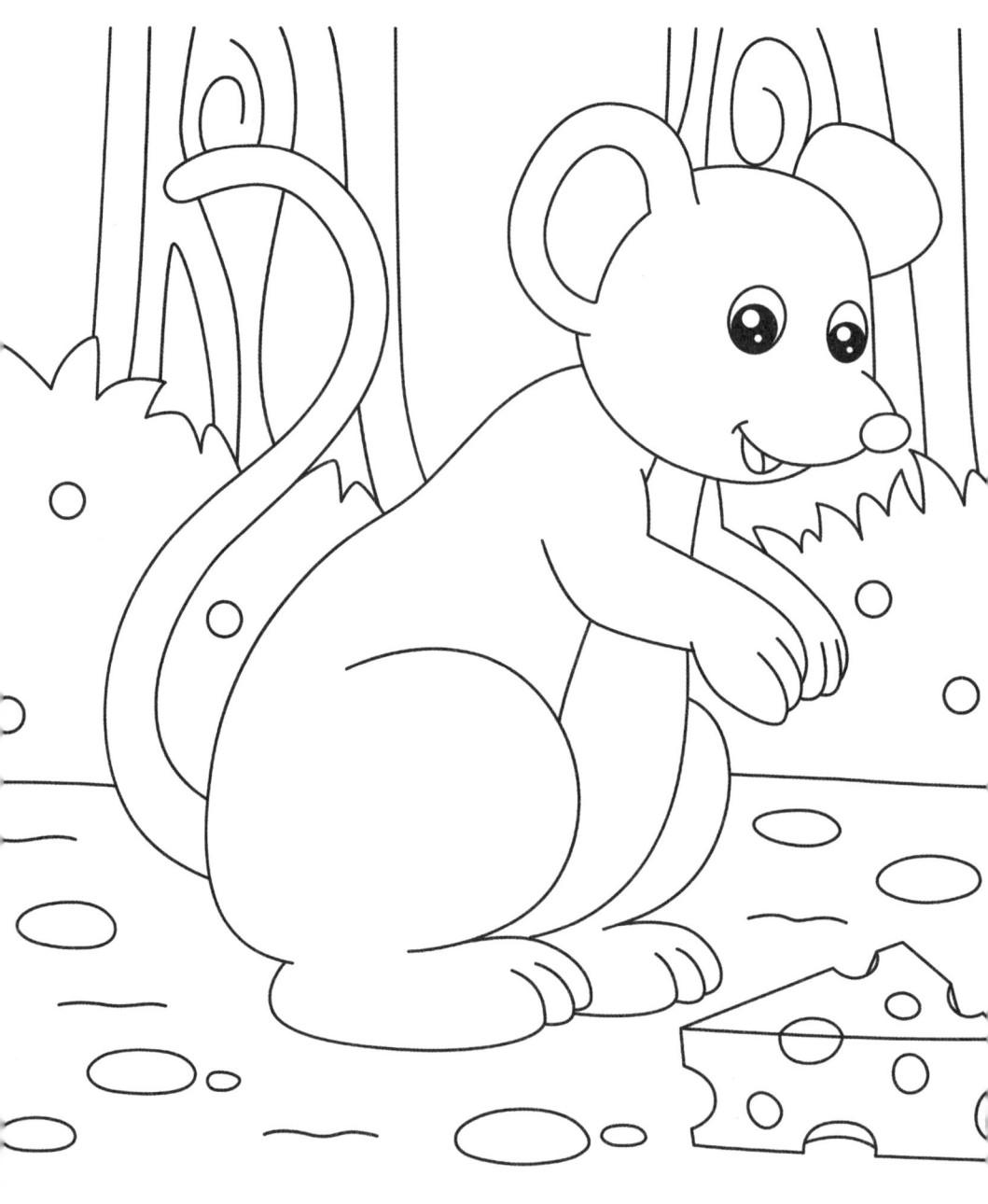

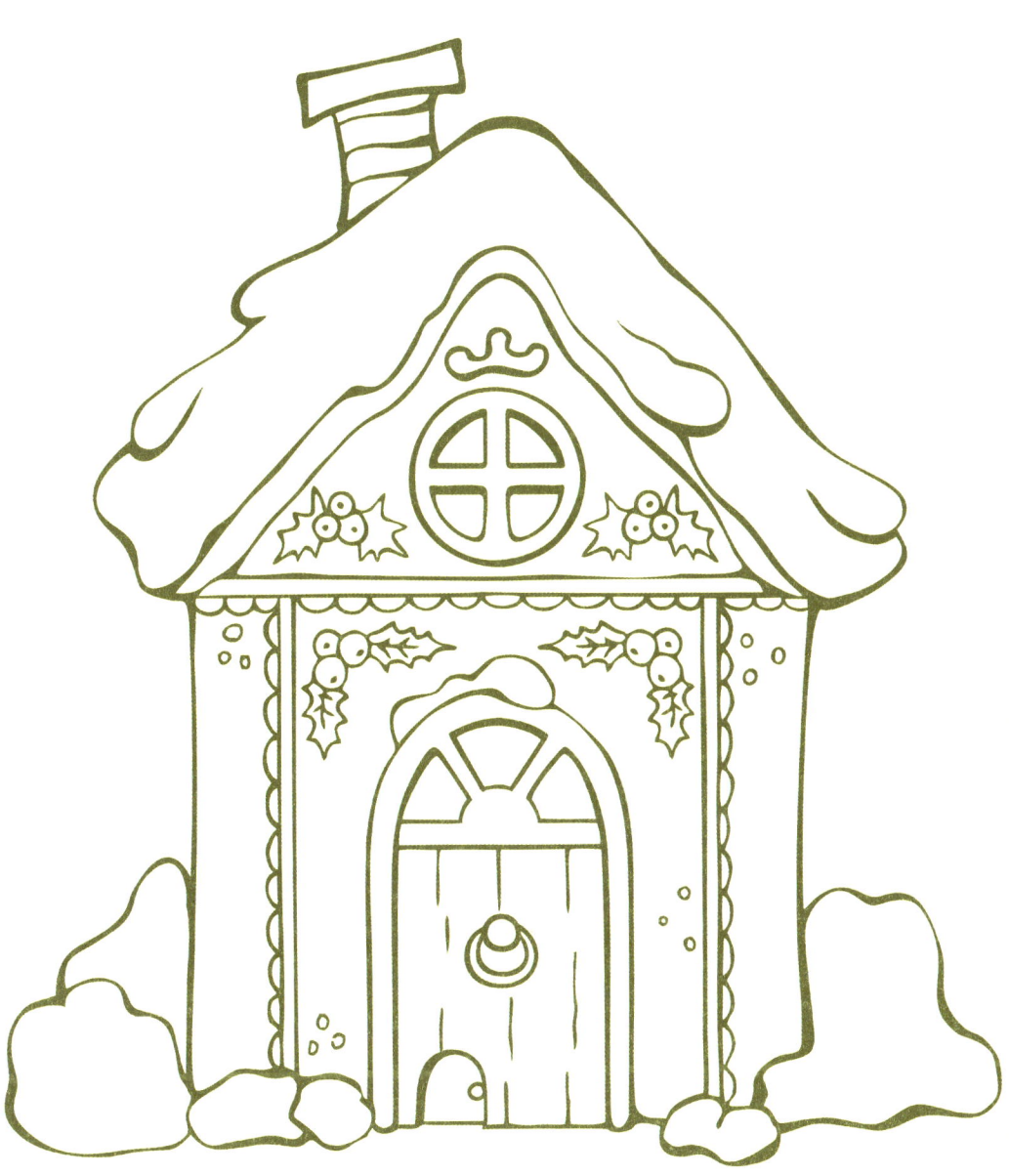

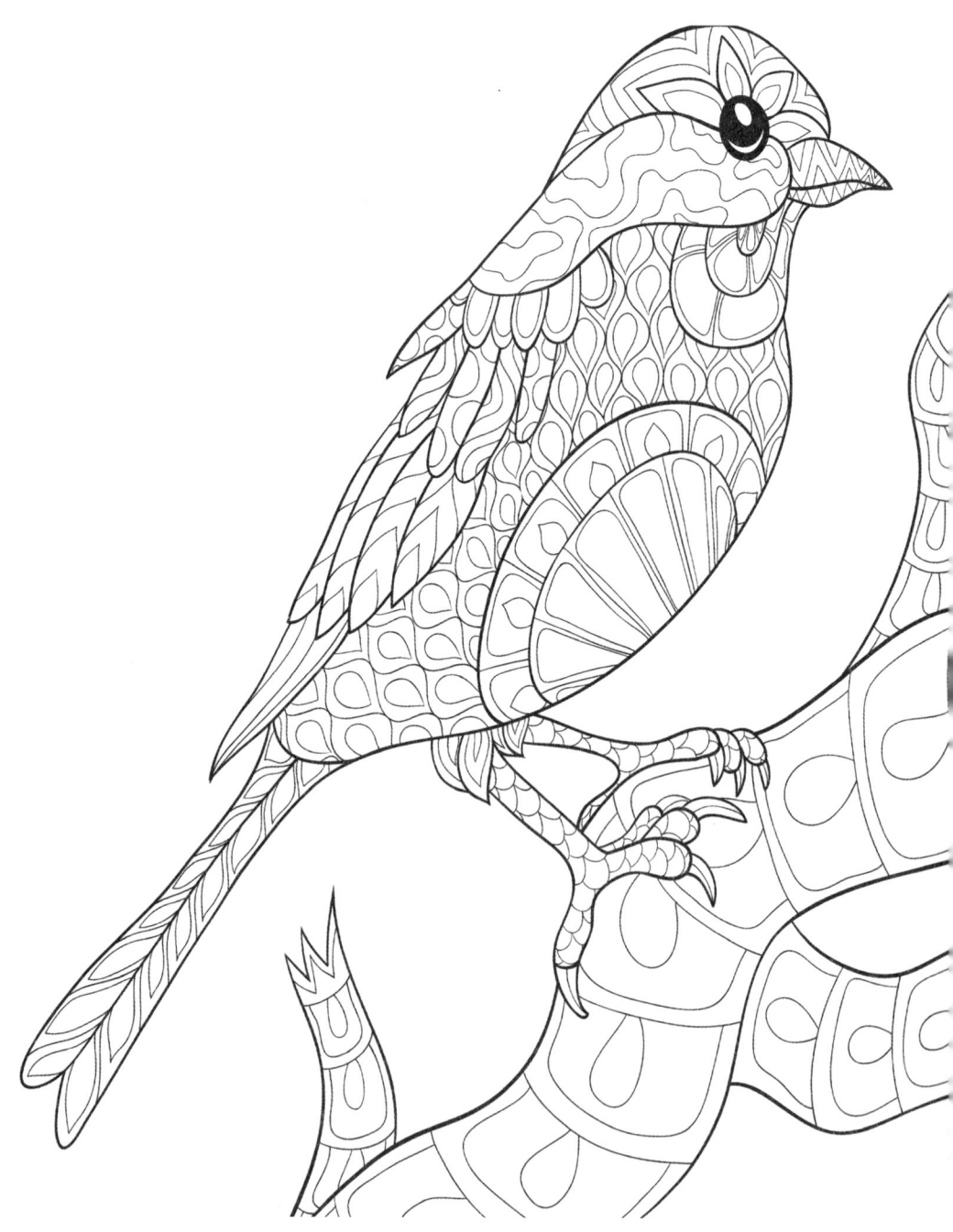

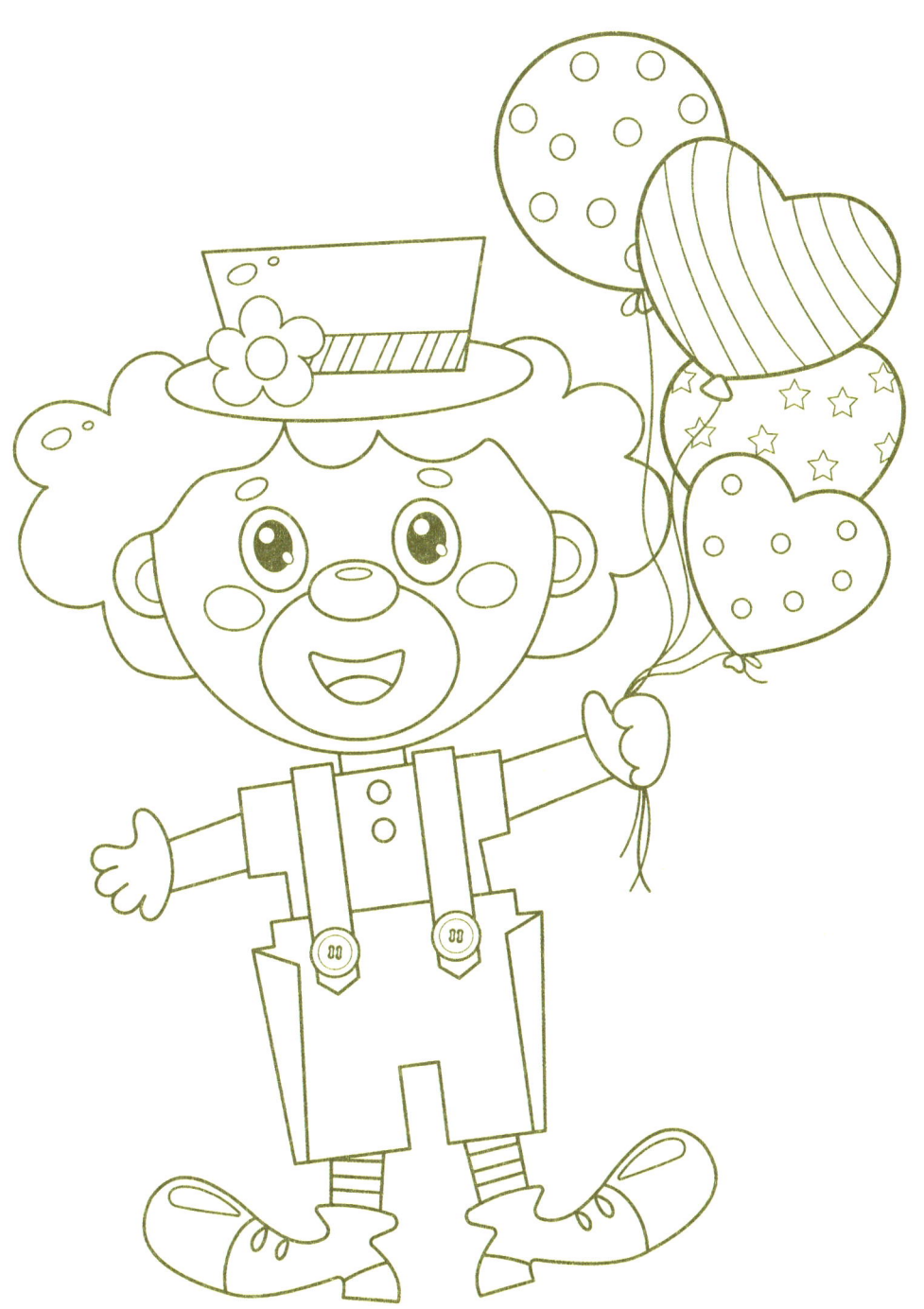

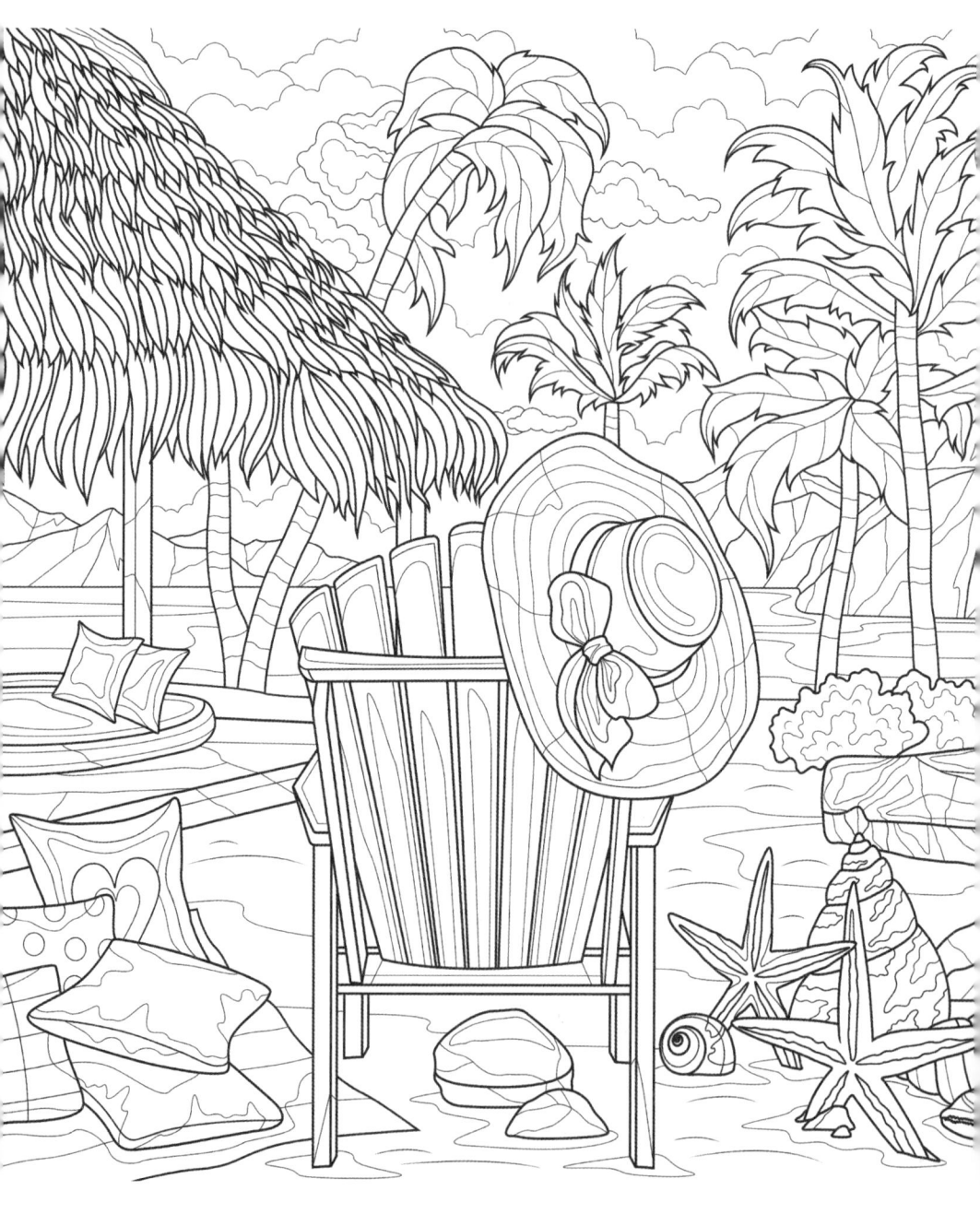

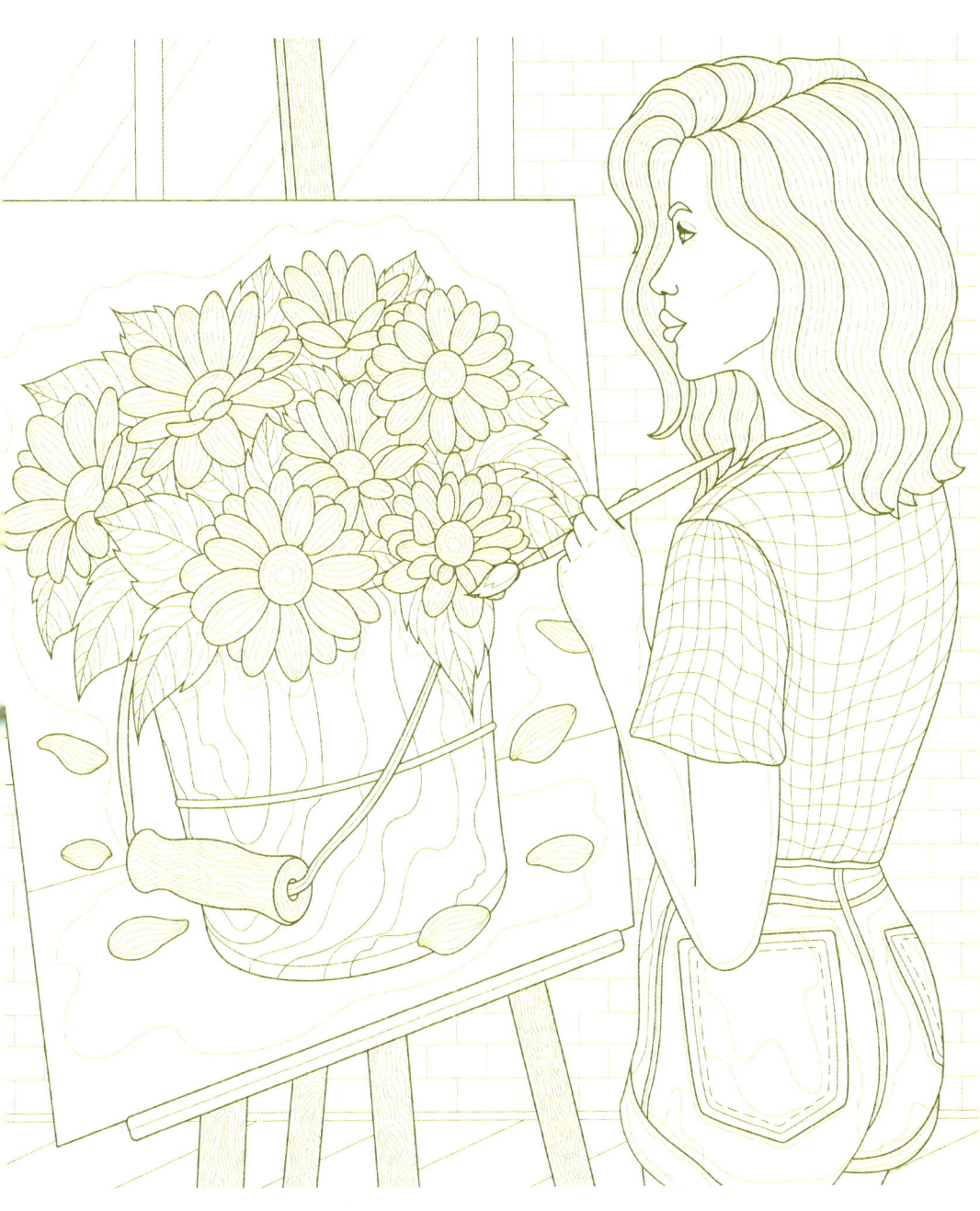

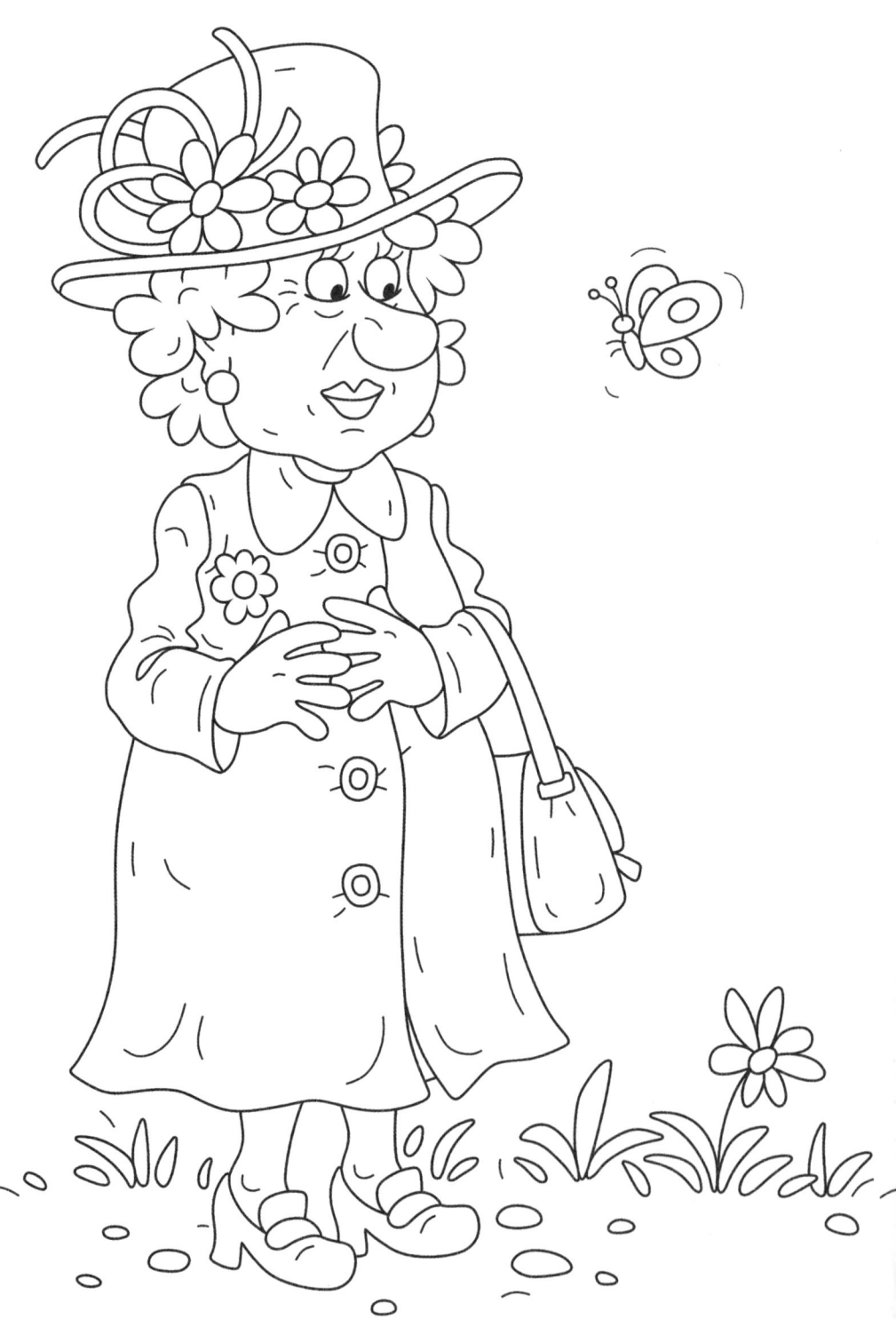

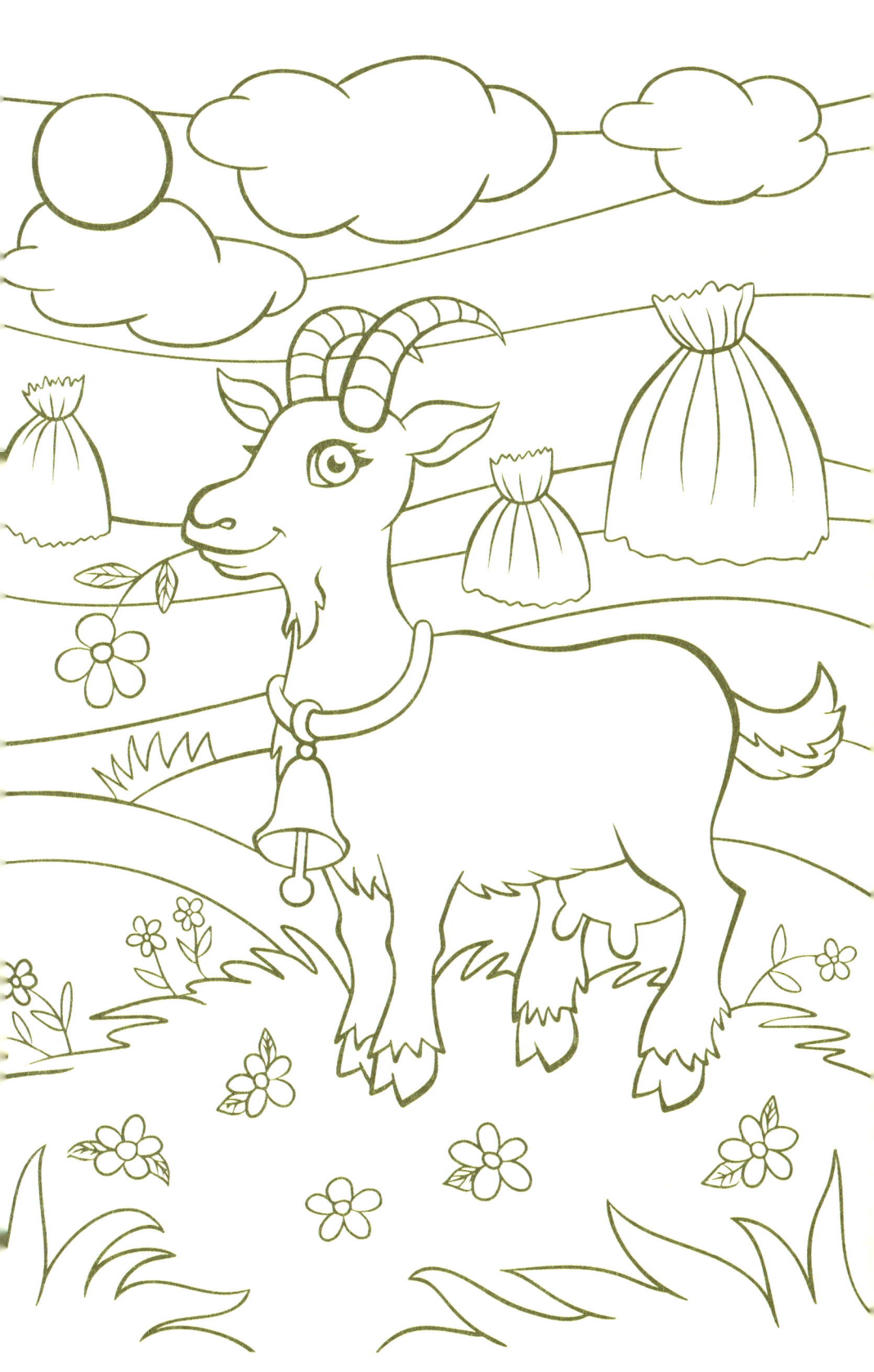

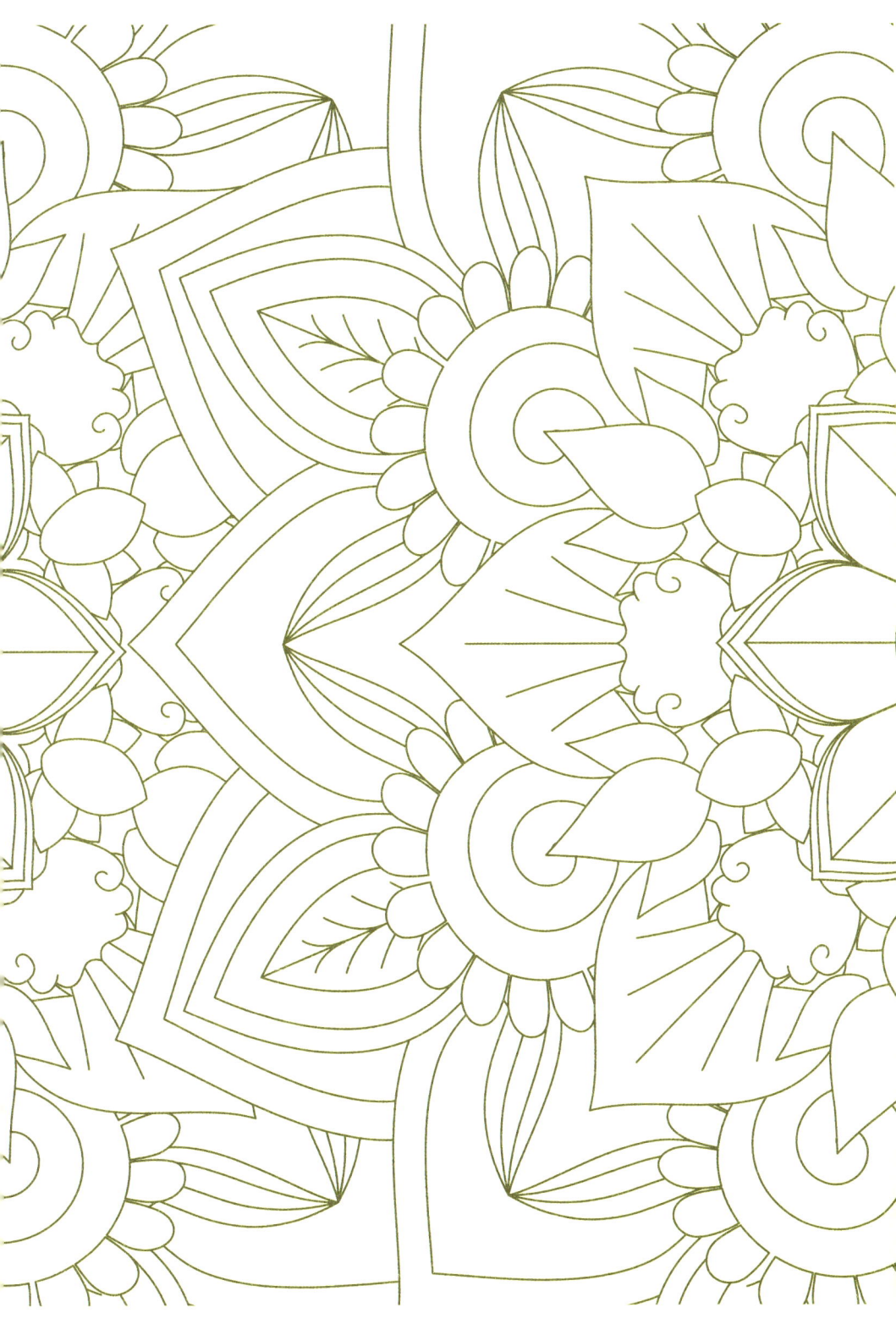

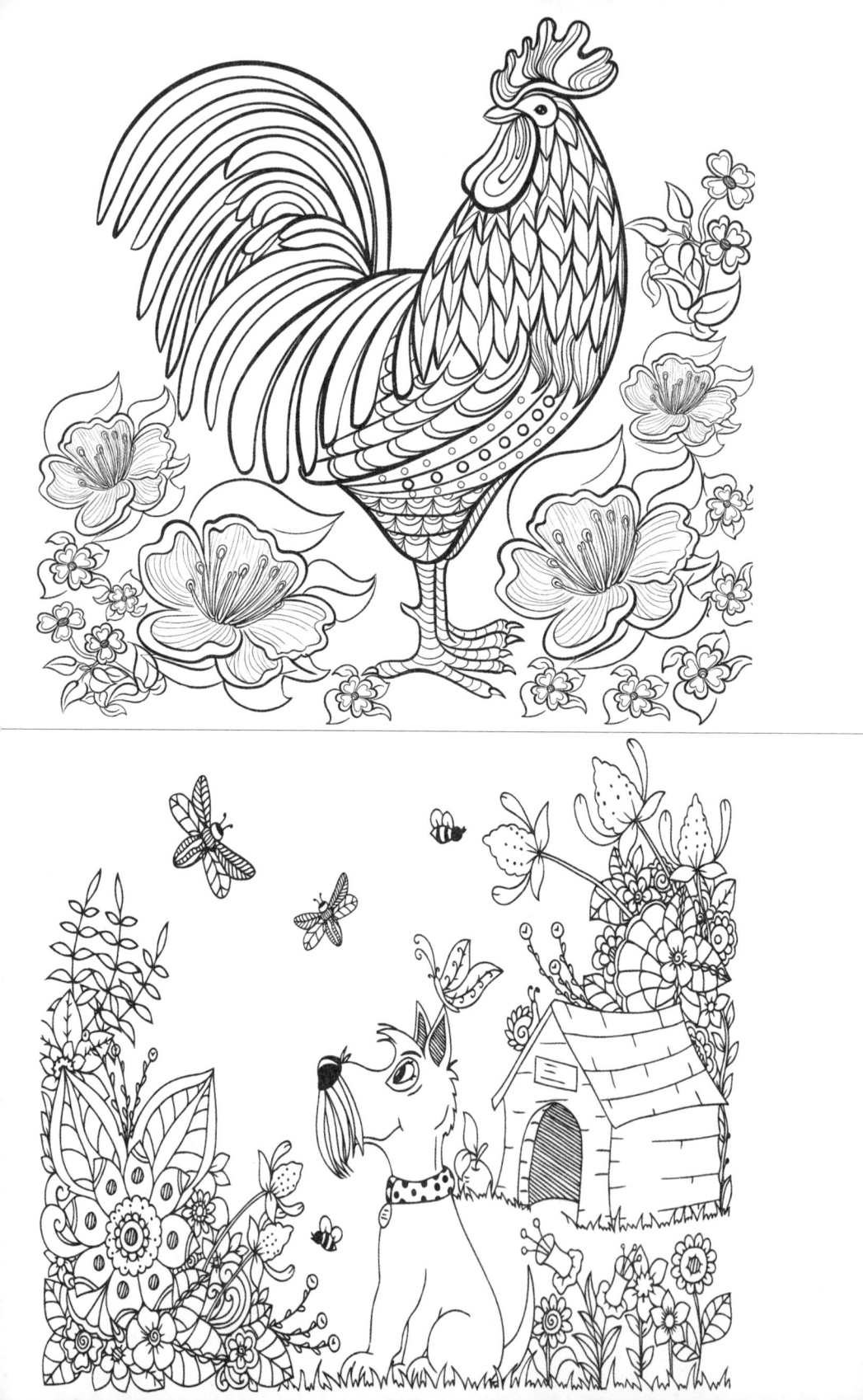

315 PCS

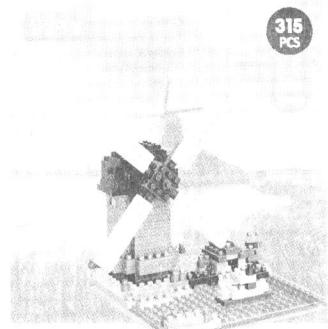

미니블록 건축물 시리즈
네덜란드 풍차
DIY 완성크기 : 8 x 8 x 8.9cm
(가로 x 세로 x 높이)

448 PCS

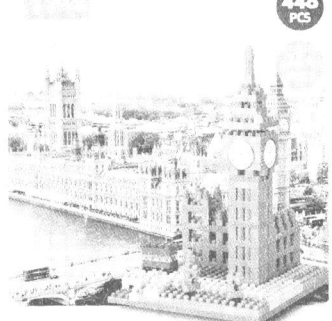

미니블록 건축물 시리즈
빅벤
DIY 완성크기 : 8 x 8 x 12.7cm
(가로 x 세로 x 높이)

462 PCS

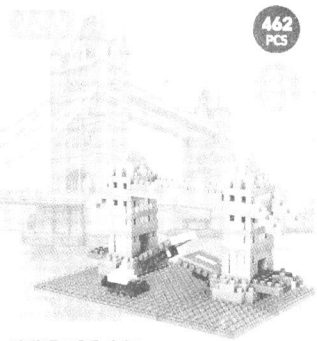

미니블록 건축물 시리즈
타워브리지
DIY 완성크기 : 12 x 12 x 7.4cm
(가로 x 세로 x 높이)

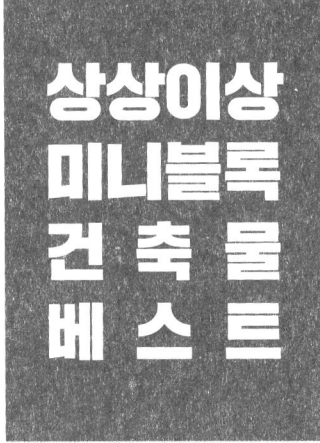

상상이상
미니블록
건축물
베스트

345 PCS

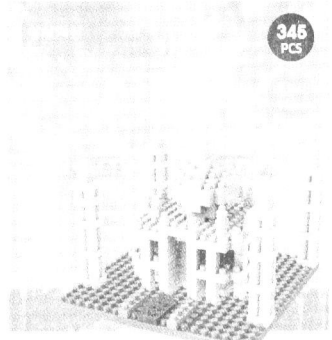

미니블록 건축물 시리즈
타지마할
DIY 완성크기 : 8 x 8 x 6.8cm
(가로 x 세로 x 높이)

242 PCS

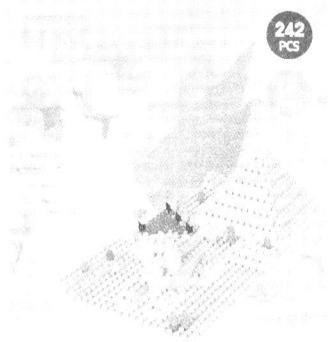

미니블록 건축물 시리즈
피라미드
DIY 완성크기 : 8 x 8 x 4.7cm
(가로 x 세로 x 높이)

424 PCS

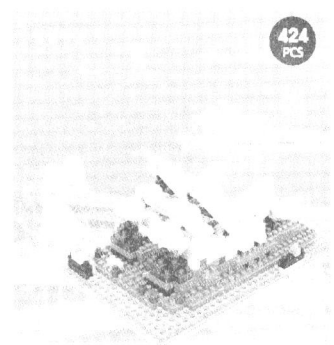

미니블록 건축물 시리즈
오페라 하우스
DIY 완성크기 : 12 x 8 x 5.4cm
(가로 x 세로 x 높이)

193 PCS

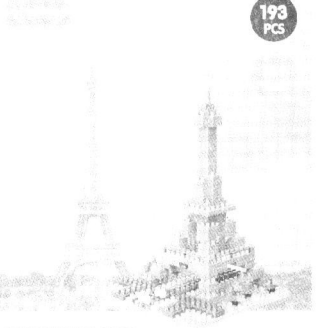

미니블록 건축물 시리즈
에펠탑
DIY 완성크기 : 8 x 8 x 13.3cm
(가로 x 세로 x 높이)

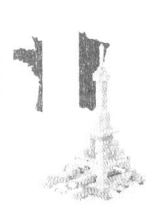

미니블록 건축물 시리즈
에펠탑

"에펠탑"은 "사람 보는 피라미드 모양으로 세운 이의 이름을 속에 깊이, 여름에 콘센은 한 번만으로, 한 번소로, 한 세대의 재능에 대한 돌아보다".

1889년 프랑스 혁명 100주년 기념 / 세계 박람회 / 프랑스의 건축기 구스타브 에펠이 설계해 세워진 / 도오르 / 강국 구조의 지상 높이의 높이 301 m. 총 무게는 9,700t, 사용된 강재 수는 약 2만5,000개 이렇게 사용되었다 / 하다. / 아군에 모르면 남동측다운 상 도 다본스 공원 나이 건물들에 꼭 옮겨 날 놓여있으나 있다하며. 프랑크푸르트, 본 강원 나이 건 / 미에 오를라 구겠시는 / 그 길 소로 넉넉은 밀리 다보르 / 수 있다. / 특히 무게 유명한 사정규 아드 / 날짜 사라 깊이 / 맞춤. 1991년에 세계문화유산으로 동여되었다.

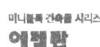

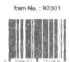

WARNING

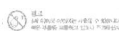

상상이상 미니 블록 동물 베스트

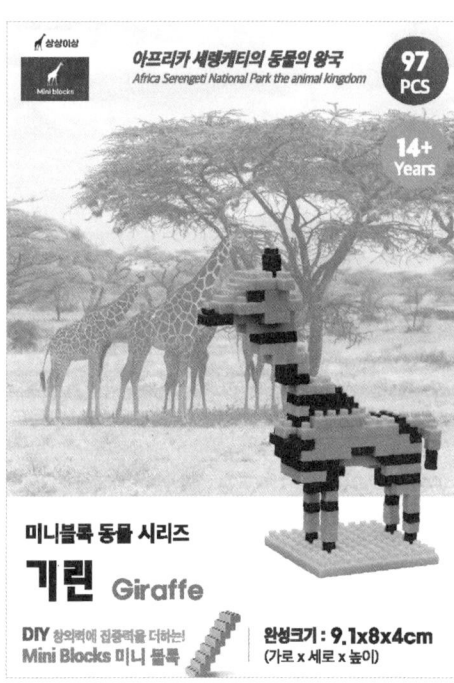

미니블록 동물 시리즈
기린 Giraffe
DIY 창의력에 집중력을 더하는! Mini Blocks 미니 블록
완성크기: 9.1x8x4cm (가로 x 세로 x 높이)
97 PCS — 14+ Years
아프리카 세렝게티의 동물의 왕국 / Africa Serengeti National Park the animal kingdom

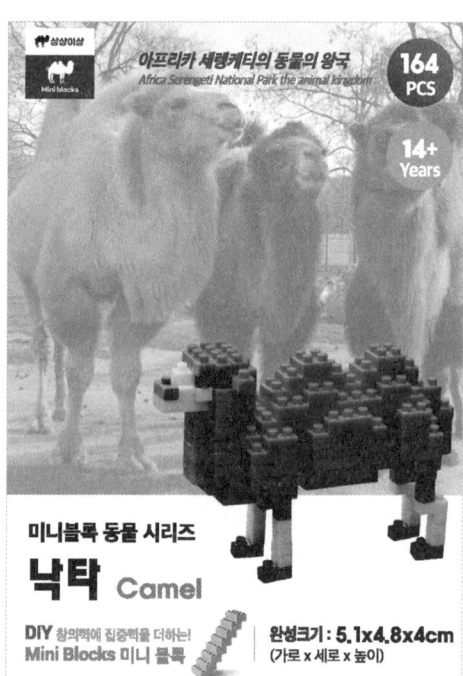

미니블록 동물 시리즈
낙타 Camel
DIY 창의력에 집중력을 더하는! Mini Blocks 미니 블록
완성크기: 5.1x4.8x4cm (가로 x 세로 x 높이)
164 PCS — 14+ Years
아프리카 세렝게티의 동물의 왕국 / Africa Serengeti National Park the animal kingdom

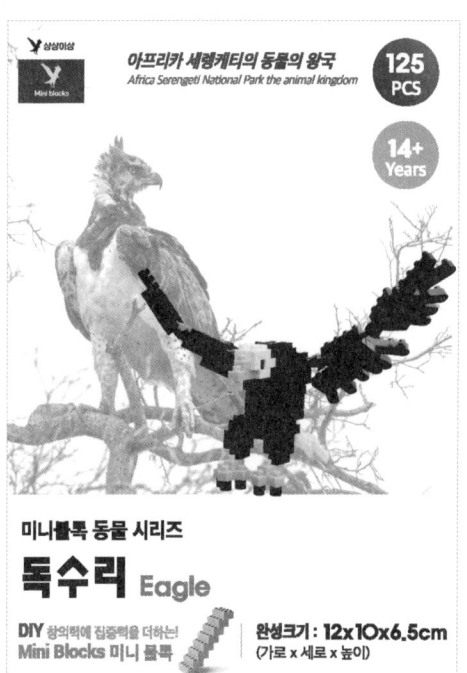

미니블록 동물 시리즈
독수리 Eagle
DIY 창의력에 집중력을 더하는! Mini Blocks 미니 블록
완성크기: 12x10x6.5cm (가로 x 세로 x 높이)
125 PCS — 14+ Years
아프리카 세렝게티의 동물의 왕국 / Africa Serengeti National Park the animal kingdom

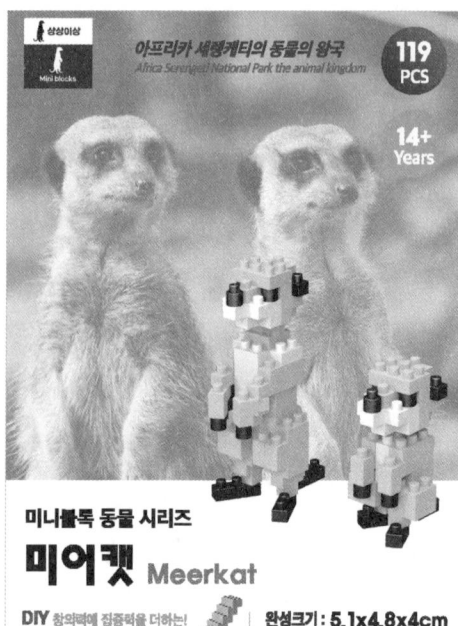

미니블록 동물 시리즈
미어캣 Meerkat
DIY 창의력에 집중력을 더하는! Mini Blocks 미니 블록
완성크기: 5.1x4.8x4cm (가로 x 세로 x 높이)
119 PCS — 14+ Years
아프리카 세렝게티의 동물의 왕국 / Africa Serengeti National Park the animal kingdom

상상이상 미니 블록 동물 베스트

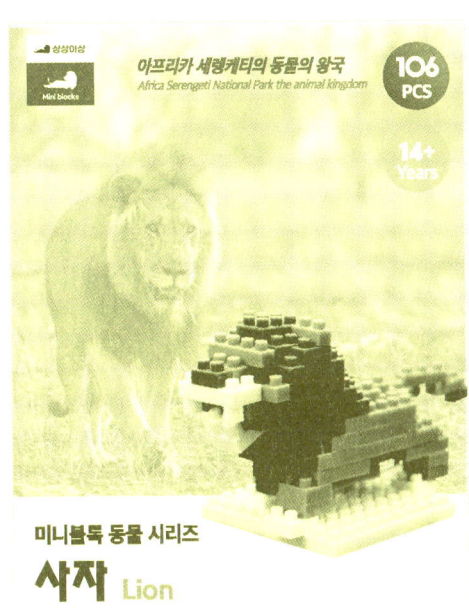

사자 Lion

완성크기: 8.6x4x4.5cm
(가로 x 세로 x 높이)

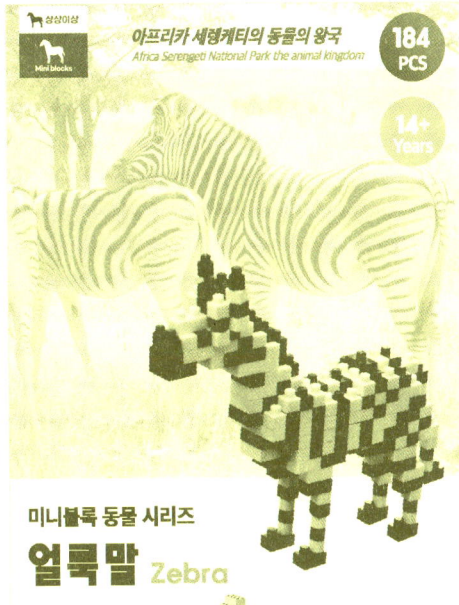

얼룩말 Zebra

완성크기: 5.1x4.8x4cm
(가로 x 세로 x 높이)

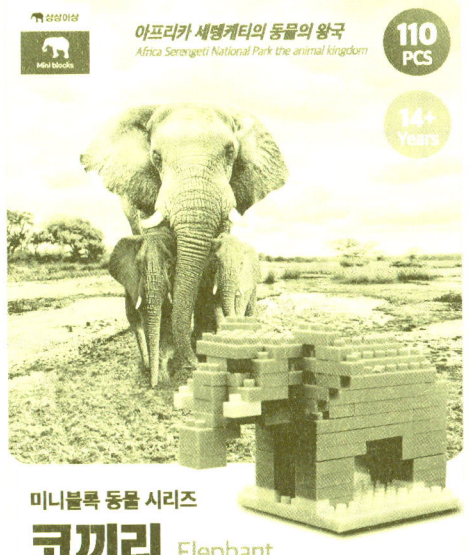

코끼리 Elephant

완성크기: 7.6 x 5.6 x 4.8 cm
(가로 x 세로 x 높이)

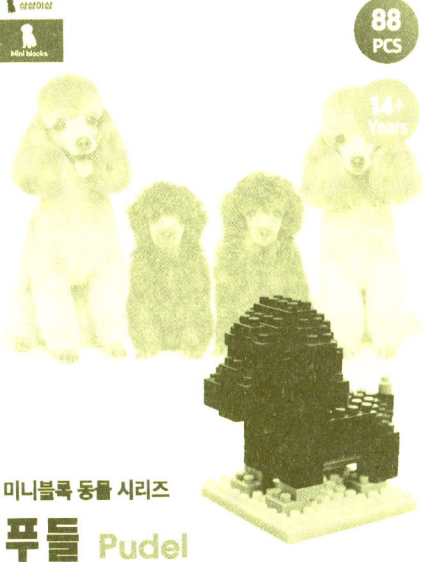

푸들 Pudel

완성크기: 5.5x4x4cm
(가로 x 세로 x 높이)

상상이상 치매 예방 시리즈 (전 5권)

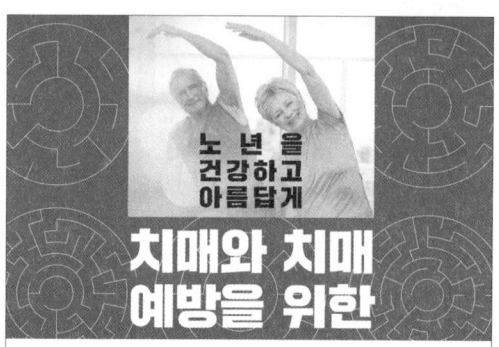
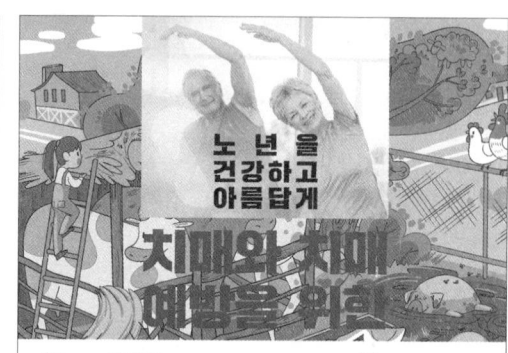
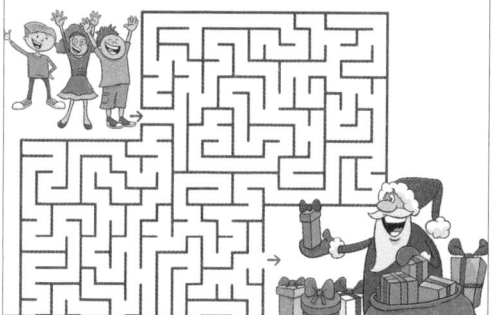
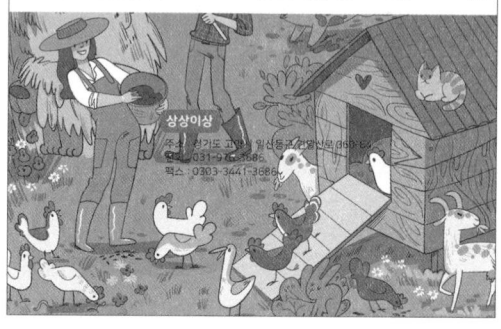
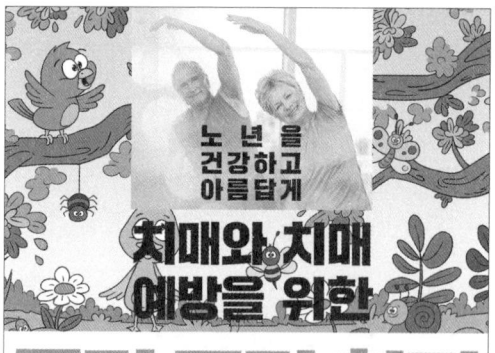
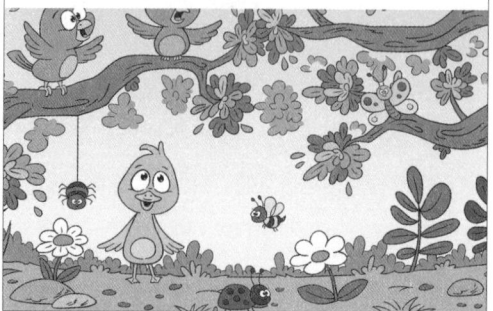
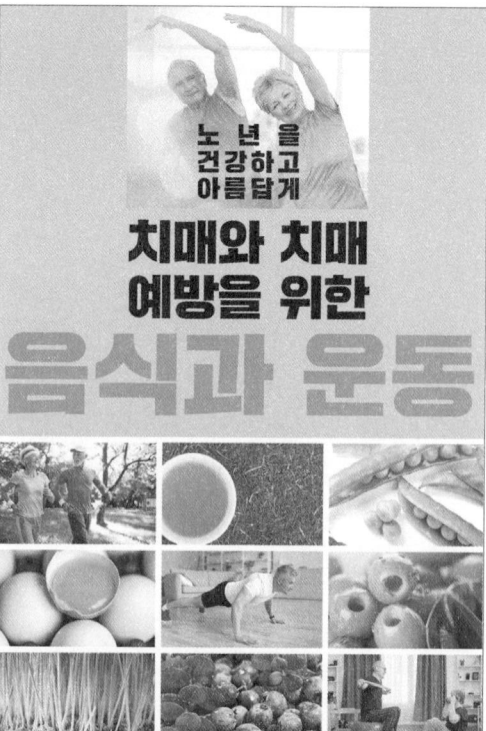